DE LA

DILATATION RAPIDE

DES

RÉTRÉCISSEMENTS DE L'URÈTHRE

PAR

Alphonse BOS,

Docteur en médecine de la Faculté de Paris,
Secrétaire-Trésorier du Congrès Médical International
(2e session, Florence, 1869),
Chirurgien-Major pendant la guerre de 1870.

Avec une planche en Lithographie

PARIS
V. ADRIEN DELAHAYE ET Cie, LIBRAIRES-ÉDITEURS,
PLACE DE L'ECOLE-DE-MEDECINE

1877

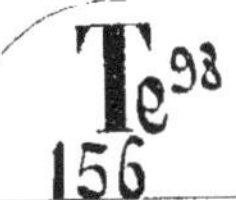

DE LA DILATION RAPIDE

DES

RÉTRÉCISSEMENTS DE L'URÉTHRE

DU MÊME AUTEUR

Lettres sur l'enseignement médical à M. le Professeur Matteucci, Ministre de l'Instruction publique (en italien), Florence, 1866.

Physiologie de Lewes. Traduction italienne avec la collaboration de M. T. Girtin, 2 vol. Florence, 1870.

Étude sur les blessures produites par les nouveaux fusils (en italien), Florence, 1873.

Essai historique sur la transfusion du sang (en italien), Florence, 1875.

A. Parent. imprimeur de la Faculté de Médecine, rue Mr-le-Prince, 31.

DE LA

DILATATION RAPIDE

DES

RÉTRÉCISSEMENTS DE L'URÈTHRE

PAR

Alphonse BOS,

Docteur en médecine de la Faculté de Paris,
Secrétaire Trésorier du Congrès Médical International
(2e session, Florence, 1869),
Chirurgien-Major pendant la guerre de 1870.

Avec une planche en Lithographie

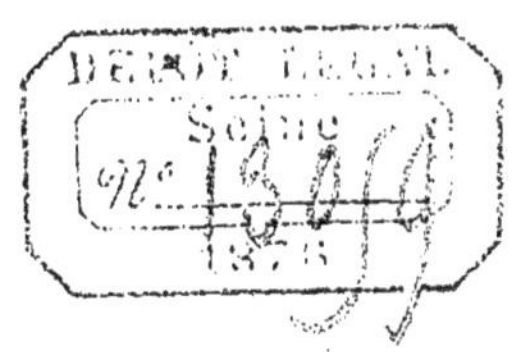

PARIS
V. ADRIEN DELAHAYE ET Ce, LIBRAIRES-ÉDITEURS,
PLACE DE L'ÉCOLE-DE-MEDECINE

1877

DE

LA DILATATION RAPIDE

DES

RÉTRÉCISSEMENTS DE L'URÈTHRE

I.

AVANT-PROPOS.

La dilatation, l'uréthrotomie et la cautérisation sont les trois principales méthodes qu'offre la thérapeutique chirurgicale pour combattre les rétrécissements de l'urèthre. Sans doute ces moyens divers ne peuvent être employés indifféremment l'un pour l'autre ; ils doivent avoir leurs indications spéciales dans des états pathologiques différents, et vouloir inciser sans exception tous les rétrécissements nous semble aussi illogique que de vouloir les dilater tous.

Un simple coup d'œil sur l'histoire de ce traitement montre que chaque méthode a eu successivement le pas sur les autres.

On a cru généralement, jusqu'au XVIIIe siècle, que l'obstacle au passage de l'urine était formé par des caroncules, des carnosités qui obstruaient l'urèthre, d'où découlait la conséquence naturelle de les détruire. Aussi la cautérisation avec toutes sortes d'escharotiques était le traitement presque exclusivement employé par les anciens, et le passage ultérieur des sondes métalliques, ordinairement en plomb, ne servait, suivant eux, qu'à empêcher la reproduction des caroncules, en sorte que bien souvent ils faisaient de la dilatation sans s'en douter.

La cautérisation, rappelée un moment de l'oubli, en France surtout, par le beau livre de Lallemand (1), a été de nouveau reprise dans ces dernières années ; mais aux divers escharotiques des anciens, à la potasse caustique des Anglais, au nitrate d'argent de Lallemand, on a substitué l'action chimique de la pile électrique (2). Nous laisserons de côté cette nouvelle méthode de traiter les rétrécissements, parce que nous ne l'avons ni pratiquée ni vu pratiquer. Nous pouvons seulement dire que la guérison obtenue avec l'électrolyse n'est pas plus durable qu'avec les autres moyens de traitement ; nous avons observé, entre autres, un malade qui, treize mois après avoir été opéré par l'électrolyse, eut un abcès urineux suivi de fistule, conséquences du renouvellement de la maladie. D'ailleurs l'électrolyse n'est au fond qu'une cautérisation alcaline; il est loin d'être prouvé que les cicatrices des brûlures par les alcalis sont moins rétractiles que les autres, et les résultats fort peu satisfaisants qu'a donnés en Angleterre l'emploi de la po-

(1) Des pertes séminales involontaires, 1836-1842.

(2) J. Mallez et A. Tripier. De la guérison durable des rétrécissements de l'urèthre par la galvano-caustique chimique. Paris, 1867.

tasse caustique contre les rétrécissements de l'urèthre n'encouragent guère à provoquer du tissu de cicatrice pour guérir une coarctation, fût-ce même par un moyen qui aurait l'attrait de la nouveauté.

La cautérisation fut généralement abandonnée dans la seconde moitié du siècle passé. Des connaissances plus exactes sur les lésions produisant les rétrécissements de l'urèthre, et l'invention des bougies dites en gomme élastique lui firent succéder la dilatation, qui est restée pendant longtemps la méthode la plus universellement employée, jusqu'à ce que les travaux de Reybard, donnant une importance exagérée au tissu de cicatrice dans la formation des rétrécissements, vinrent mettre en honneur l'uréthrotomie interne.

Cette opération, surtout après les perfectionnements apportés à l'instrument pour l'exécuter, et le rejet des incisions profondes, a des avantages séduisants, qui semblent devoir la faire préférer à l'ancienne dilatation. Depuis lors, la gravité de la lésion produite a considérablement diminué, et, pour ne citer que la statistique du Dr Guyon à l'hôpital Necker, la mortalité est de moins de 3 p. 100 (1). L'uréthrotomie s'exécute en une seule séance; l'effet en est immédiat. La douleur n'est pas très-grande; elle est en tout cas de courte durée, et le malade, après quelques jours de repos, est guéri, tandis que la dilatation demande parfois un temps très-long. A mesure que les séances se répètent, le malade se fatigue, perd courage et, trop souvent, n'entrevoyant une guérison probable que dans un avenir lointain, il se contente

(1) Martinet. *Etude clinique sur l'uréthrotomie interne*, p. 6 1876.

d'une légère amélioration et interrompt le traitement, perdant ainsi tout le chemin parcouru, car, dans ce cas, le rétrécissement revient presque toujours au point de départ. Disons de suite que ces demi-traitements, interrompus et repris de temps en temps, ont une influence funeste sur la dilatabilité des rétrécissements et grossissent, à notre avis, le nombre de ceux qui ne peuvent plus être traités que par l'incision.

Est-ce à dire que la dilatation doive céder la place à l'uréthrotomie? Ou bien est-il indifférent d'employer l'une ou l'autre, et de laisser, par exemple, le choix au malade, suivant sa convenance, entre un traitement d'une assez longue durée et une opération rapide, mais sanglante? Ou bien, spécialisant, pour ainsi dire, une spécialité, sera-t-il loisible d'opérer tous les rétrécissements par la méthode qui nous sera la plus familière? Rien de cela n'est vrai. Chaque méthode a son utilité et ses indications; elles ont été mieux étudiées dans ces dernières années, et les chirurgiens les plus autorisés sur la matière sont aujourd'hui d'accord pour reconnaître que la dilatation est la méthode générale, c'est-à-dire qu'elle convient dans la majorité des cas, et que l'uréthrotomie est le traitement exceptionnel pour certains cas rebelles à la dilatation.

Nous allons donner succinctement les motifs qui nous font préférer la dilatation à l'uréthrotomie ou celle-ci à celle-là, suivant les caractères que présente le rétrécissement à traiter. Ce sont en général les mêmes qui ont été présentés par Sir Henry Thompson (1) et

(1) Thompson. *Traité pratique des maladies des voies urinaires*, trad. franç. Paris, 1874. Pages XLII et suiv., 160 et suiv.

par M. Guyon, sous les auspices duquel ont été publiés les remarquables mémoires des docteurs Reverdin (1) et Curtis (2).

II.

INDICATIONS ET CONTRE-INDICATIONS DE LA DILATATION.

Origine. — Les rétrécissements produits par une cause mécanique : coup de feu, chute sur le périnée, écrasement de l'urèthre, corde cassée, etc., ne sont pas susceptibles d'être dilatés ; aussi vaut-il mieux le plus souvent, dans ces cas, recourir d'abord à l'incision plutôt que de prolonger inutilement la dilatation. Celle-ci doit être réservée aux rétrécissements de cause blennorrhagique, les plus nombreux, sans comparaison, et ceux que l'on a ordinairement en vue quand on traite le sujet qui nous occupe.

Siége. — Ce sont surtout les rétrécissements qui siégent au lieu de prédilection, au bulbe, qui sont dilatables. Ceux qui occupent la portion pénienne opposent ordinairement une grande résistance à la dilatation, soit que le tissu fibreux s'y développe en couches plus profondes, soit qu'ils proviennent pour la plupart d'une cause traumatique.

Les rétrécissements du méat, congénitaux ou accidentels, se traitent toujours par l'incision. On ne doit pas essayer de les dilater. Nous pensons même que le

(1) J.-L. Reverdin. *Etude sur l'uréthrotomie interne.* Paris, 1871, p. 61 et suiv.

(2) T.-B. Curtis. *Du traitement des rétrécissements de l'urèthre par la dilatation progressive.* Paris, 1873, p. 88 et suiv.

débridement de l'orifice uréthral, simplement trop étroit (ce qui est assez fréquent), est la meilleure opération préliminaire que l'on puisse faire avant de traiter un rétrécissement plus profond. Non-seulement le passage des instruments, les explorations sont plus faciles et moins douloureuses, mais c'est encore une garantie, croyons-nous, contre le renouvellement de la coarctation; et pour avoir omis cette précaution, les rétrécissements se reproduisent le plus souvent, quel que soit d'ailleurs le traitement qu'on leur ait opposé. Nous renvoyons à l'observation XIX où nous insistons sur ce point.

Durée. — Plus un rétrécissement est ancien, et moins il est dilatable. Il est difficile de préciser l'époque à laquelle le progrès des altérations amènera la perte de la dilatabilité dans le canal; nous ne connaissons pas assez exactement le processus pathologique ni les causes qui en accélèrent ou ralentissent la marche, afin de pouvoir calculer le temps qu'il faut à un rétrécissement pour perdre tout à fait cette propriété précieuse de céder à la pression mécanique. On peut dire d'une façon générale que, lorsque les symptômes d'une coarctation existent depuis bon nombre d'années, plus de dix ans par exemple, il est peu probable qu'elle se laissera dilater. Il est néanmoins permis dans ces cas de tenter la dilatation, sauf à s'arrêter si les tissus opposent trop de résistance. L'uréthrotomie est le traitement le plus convenable de ces rétrécissements que l'on appelle ordinairement durs, résistants. On peut faire rentrer dans cette catégorie les rétrécissements que les auteurs anglais nomment *irri-*

tables, et qui, arrivés à un certain degré, se refusent à toute dilatation.

Rétrécissements rétractiles, élastiques.—Il est une classe de rétrécissements qui ont toujours fait le désespoir des chirurgiens qui s'en tenaient exclusivement dans leur pratique à la dilatation lente et progressive, ce sont ceux qui cèdent assez facilement à la dilatation, mais qui reviennent encore plus facilement au point d'où l'on était parti, en sorte que, quelques jours après le traitement, tout est à recommencer; et le chirurgien en est réduit à renouveler les travaux de Sisyphe sans profit pour le malade.

Ces rétrécissements que l'on a appelés rétractiles, élastiques, récidivants, ne manifestent leurs propriétés réfractaires à la dilatation qu'après avoir commencé le traitement; mais ils peuvent être parfois reconnus à l'exploration. La bougie qui les a franchis, est serrée par le tissu revenu sur lui-même, et, en la retirant, il faut faire un certain effort, comme si on devait la dégager de quelque chose qui l'étreint et la suit dans son mouvement ascensionnel. Si la dilatation lente et temporaire n'a pas de prise sur ces rétrécissements élastiques, on ne peut dire de même de la dilatation rapidement portée en une séance ou deux jusqu'au calibre normal de l'urèthre. Ce procédé peut être ici substitué à l'uréthrotomie interne, qui néanmoins est le traitement qui leur convient le mieux.

Rétrecissements compliqués. — Sans entrer dans le détail de toutes les complications qui peuvent faier rejeter la dilatation, nous dirons en général que toutes les fois que se présente l'indication urgente de donner un libre cours au passage de l'urine, il faut recourir à une méthode plus expéditive que la dilatation, et surtout à l'uréthrotomie. Ainsi les maladies des reins, la cystite, la rétention d'urine, les fistules périnéales laissant couler la plus grande partie de l'urine, etc., sont des complications qui ne peuvent pas attendre une dilatation lente; nous ajouterons à ces diverses contre-indications qui se résument dans l'urgence d'évacuer l'urine, celles qui naissent pendant le traitement même : danger du passage fréquent des instruments lorsqu'il y a de fausses routes; ou une grande susceptibilité aux accès de fièvre. L'uréthrite chronique coexistant avec le rétrécissement est une complication à laquelle en général on prête peu d'attention et qui cependant est une contre-indication formelle de la dilatation. Nous y reviendrons plus bas en donnant la symptomatologie des deux espèces de rétrécissements.

Traitements antécédents. — Les traitements que le malade a pu faire ont beaucoup d'influence sur la dilatabilité des rétrécissements. Le passage trop prolongé et trop fréquent des bougies, les traitements commencés, interrompus, puis repris, contribuent beaucoup, suivant nous, à faire perdre au rétrécissement la faculté de se dilater. Il semble que, sous l'influence de ces irritations continuelles, le cycle des transformations pathologiques s'effectue plus rapidement et conduit en moins de temps à la rétraction non dilatable. Le rétrécissement, agacé, fatigué, vieillit plus vite; et il est bien rare que la dilatation soit applicable chez un de ces malades qui viennent vous consulter après plusieurs essais de traitement. Les traitements antécédents sont donc une contre-indication à la dilatation sur laquelle nous ne saurions trop insister.

En résumé, la dilatation s'applique aux rétrécissements d'origine non traumatique, qui ne sont, ni très-anciens, ni compliqués, et n'ont pas subi de traitements antérieurs, c'est-à-dire que la plupart des rétrécissements peuvent être traités par cette méthode; et le nombre en deviendra toujours plus grand à mesure que les malades viendront plus tôt se faire traiter et que les moyens de diagnostic avec les explorateurs à boule seront plus généralisés.

On peut être souvent embarrassé pour savoir quelle est la méthode qu'il faut employer, de la dilatation ou de l'uréthrotomie, on doit alors commencer par essayer la dilatation; on est toujours à temps de s'arrêter et de passer à l'incision, si on reconnaît que le rétrécissement ne cède pas.

III

DE LA DILATATION RAPIDE.

On ne peut nier que la dilatation lente et progressive ne présente des inconvénients. L'un d'eux consiste dans le temps, souvent assez long, que demande ce mode de traitement. Veut-on l'abréger, soit en passant plusieurs bougies dans une même séance, soit en rapprochant les séances, on s'expose alors à irriter le canal, et pour vouloir aller trop vite, on perd tout le chemin déjà parcouru. Tout le monde se plaint de la lenteur de la dilatation, même ceux qui l'emploient de préférence.

La longueur du traitement demande une persévérence qu'il n'est pas ordinaire de trouver chez la plupart des malades, et bien souvent il n'y a vraiment que ceux qui restent à l'hôpital, qui sont traités régulièrement. Les autres, soit lassitude, soit insouciance, se contentent d'une simple amélioration, ou suivent un traitement à bâtons rompus qui, nous le répétons, est le plus propre à faire perdre à l'urèthre sa dilatabilité.

C'est même le reproche le plus grave que l'on puisse faire à la dilatation lentement continuée; les irritations répétées pendant longtemps au moyen des bougies finissent par indurer le canal, au point que les mêmes numéros qui passaient librement pendant le premier traitement, ne sont plus reçus ultérieurement et qu'il faut recourir à un moyen plus énergique : divulsion, uréthrotomie, etc. Aussi, bien des chirurgiens ont-ils cherché à abréger le traitement; on peut constater cette tendance, en remontant jusqu'à l'époque de la renaissance au XVIe siècle, et Mariano Santo, qui nous a laissé la description du grand appareil pour la taille de son maître Jean de Romanis, décrit et représente un dilatateur en usage de son temps (1), dans un petit ouvrage publié à Venise pour la première fois en 1535. « Multoties etiam ex frigiditate adeo constringuntur musculi, « ut non solum urinam retineant, sed etiam syringam « non admittant et dolores ex retenta urina adeo increscunt, quod hominem interficiant. Ne igitur hoc accidat, « aperiantur instrumento in sifone vel in canali virgæ in- « jecto, nam statim minget et sanabitur, quod ego ros-

(1) De lapide renum, p. 65, édit. de Paris, 1540.

« trum arcuatum appello a similitudine rostri animalis « quod Veneti *arcuatum* nominant. Nos autem *terlinum* « ab ipso vocis sonitu dicimus cujus forma talis est. » (*Ici se trouve la figure de l'instrument beaucoup mieux représenté dans l'édition de Venise,* 1535, *que dans la postérieure de Paris, et la comparaison que l'auteur en fait avec le long bec recourbé du courlieu, en vénitien : arcaza, et dans le patois de Barletta, patrie de Mariano Santo : terlino, exprime bien a forme de l'instrument.*) Multum ei consimilis, et tantæ esse debet longitudinis quanta est ipsius mentulæ elongatio ad hoc ut collum vesicæ explicet, dilatando si quando erit necessaria ipsius operatio. » (1)

Un instrument qui vers la même époque jouit d'une grande vogue pour l'extraction des balles, et dont la pince à trois branches donne une idée assez exacte, l'*Alphonsinum instrumentum* d'Alphonse Ferri, servit aussi, en subissant naturellement des modifications dans son volume, à la dilatation et surtout à la préhension des calculs engagés dans l'urèthre. Fabrice de Hilden qui, dans son traité *De lithotomia vesicæ,* décrit et figure plusieurs instruments de cette espèce, l'appelle *speculum cæcum.* « Speculum quia ductum urinarium dilatat aperitque. Cæcum vero quia cuspides sive alæ aut rostra in ipsa fistula occultantur » (2).

Il serait oiseux de prolonger ici ces citations qui n'auraient qu'un intérêt de curiosité historique. Elles

(1) Mariani Sancti Barolitani Medici clarissimi De lapide renum, curiosum opusculum nuperrime in lucem æditum. Parisiis, Apud Christianum Wechelum, etc., *sans date, mais la dédicace à Le Moëste, médecin du Roi, est de* 1540, 1 *vol. petit in-4° de* 141 *p., y compris le* Libellus aureus de lapide a vesica per incisionem extrahendo.

(2) G. Fabricii Hildani, *Opera omnia. Francofurti,* 1646, p. 755.

n'ont d'autre visée que de montrer combien le besoin d'obvier à la lenteur du traitement ordinaire des rétrécissements s'était fait sentir depuis longtemps.

De nos jours l'instrument de Perrève en fit naître d'autres qui sont encore journellement en usage, en Angleterre le divulseur de Holt et le dilatateur de Thompson ; en France le divulseur de Voillemier, en Allemagne le dilatateur de Dittel et en Italie ceux du professeur Corradi.

Nous allons nous occuper de ces derniers et rendre compte de la pratique du chirurgien de Florence, sans prétendre pourtant que la dilatation rapide ne puisse être pratiquée avec d'autres instruments que ceux que nous décrirons (1). Mais auparavant nous tenons à faire

(1) Ainsi, tout récemment, M. le professeur L. Le Fort a fait une importante communication à l'Académie de médecine (séance du 7 novembre 1876) sur sa pratique qu'il appelle *Dilatation immédiate progressive*. Il emploie deux procédés : l'un pour les rétrécissements qui offrent le moins de résistance; le voici :

« Je place dans le rétrécissement une bougie du n° 9, et je l'y laisse pendant vingt-quatre heures. Le lendemain je prépare d'avance une série complète de bougies, depuis le n° 10 jusqu'au n° 25. L'aide, tenant la bougie placée dans le canal, la retient en place pendant que j'introduis dans le canal et aussi loin que possible en avant du rétrécissement une bougie du numéro supérieur. Lorsqu'elle a pénétré suffisamment, l'aide retire brusquement la première bougie, et je pousse rapidement l'autre, qui s'engage sans peine dans le rétrécissement. Je répète séance tenante la même manœuvre avec des bougies de plus en plus fortes, et souvent dans la même séance j'arrive jusqu'aux n°s 21, 23, et même 25; mais il se passe souvent un phénomène qui donne l'explication du succès de ce procédé. Si, par une fausse manœuvre, la bougie ne s'engage pas immédiatement dans le rétrécissement, non-seulement on échouera dans de nouvelles tentatives pour l'introduire, mais même on ne pourra faire pénétrer une des bougies d'un numéro très-inférieur qui tout à l'heure avait facilement pénétré. Cela tient à ce que le canal s'est contracté spasmodiquement sous l'influence des titillations causées par la bougie dans les tentatives infructueuses

une distinction entre la divulsion ou la rupture de l'urèthre et la dilatation rapide, la distension forcée, *l'over distension* comme l'appelle H. Thompson. Voici

pour la faire pénétrer, tandis que pendant le passage des autres bougies il s'était, en quelque sorte, laissé surprendre dans une sorte d'engourdissement passager. » (*Bulletin de l'Acad. de méd.*, t. V, p. 1079.) L'auteur nous semble avoir fait lui-même la critique de ce premier procédé ; car s'il lui a donné de bons résultats, l'inconvénient qu'il signale se renouvellera souvent entre des mains moins habiles. Quoique le second procédé ne soit également applicable qu'à des rétrécissements faibles, laissant pénétrer le n° 9, il nous paraît bien supérieur au précédent et digne d'entrer dans la pratique usuelle, grâce à sa simplicité. Le voici, tel qu'il est décrit à la page 1080 du bulletin.

« L'appareil instrumental se compose d'une bougie conductrice et de trois cathéters métalliques. La bougie est semblable à celle dont on fait usage dans l'uréthrotomie interne, avec cette différence toutefois que, vers son talon, elle renferme, à l'intérieur, un mince fragment de baleine pour lui donner plus de résistance et l'empêcher de se replier sur elle-même devant l'obstacle qu'oppose le rétrécissement. Du reste, cette modification que j'ai fait apporter, il y a six ans, par M. Benas, à la construction des bougies conductrices, a été appliquée par ce fabricant à celles dont on munit l'extrémité de l'uréthrotomie. Les sondes métalliques sont coniques et munies d'un pas de vis à leur extrémité pour qu'on puisse y visser l'ajutage métallique que porte le talon de la bougie conductrice. Le bec des trois sondes a donc le même diamètre, mais ce diamètre va en s'augmentant plus rapidement suivant le numéro de la sonde, de manière que la partie recourbée répondant à la région membraneuse corresponde aux n°s 9, 15 et 21 de la filière Charrière, c'est-à-dire à 3, 5 et 7 millim.

« J'engage dans le rétrécissement une des fines bougies conductrices, et je l'y laisse à demeure pendant vingt-quatre heures. Elle est retenue en place au moyen d'une petite plaque mobile vissée sur l'ajutage métallique, à laquelle s'attachent les fils qui fixent la bougie en position. Après vingt-quatre heures, par le phénomène dont je parlais tout à l'heure, la bougie joue librement dans le rétrécissement dont les parois ont perdu leur rigidité et leur inextensibilité premières. Je visse à la bougie le cathéter n° 1, et je l'introduis doucement dans l'urèthre et dans la vessie, comme on le ferait avec une sonde ordinaire, la bougie servant de conducteur pénétrant tout entière dans la vessie, où elle se replie : le rétrécissement a donc été dilaté à 3 millim. Je retire le cathéter jusqu'à ce que le talon de la bougie apparaisse hors du méat, comment s'exprime cet éminent chirurgien : « L'opération de M. Holt m'a suggéré, il y a quelques années, une méthode différente, que j'ai appelée « *distension forcée* ». Voici simplement en quoi elle consiste : mon instrument se compose de deux tiges comme celui de M. Holt; seulement leur écartement n'a lieu qu'en un point limité, et, de plus, le mécanisme permet de donner à cet écartement toute l'amplitude et toute la lenteur voulue. En pratique, j'opère toujours avec lenteur, de façon à *distendre* plutôt qu'à *rompre* le tissu de l'obstruction » (2).

Cette simple citation fera comprendre la différence

je la fixe entre les doigts et dévisse le cathéter n° 1 pour lui substituer le cathéter n° 2, puis je répète l'opération avec le cathéter n° 3; il est rare qu'on soit obligé d'aller au delà d'une dilatation de 7 millimètres. Cela fait, je retire le cathéter et la bougie, l'opération est terminée, et je mets à demeure une sonde de gomme n° 16 ou 18. Après quarante-huit heures de séjour, je l'enlève, je passe successivement des bougies jusqu'aux n°s 22 ou 25, j'enseigne au malade la manière de se sonder lui-même, et je le laisse partir en lui faisant promettre qu'il continuera à se sonder d'abord tous les jours, puis tous les deux jours, puis toutes les semaines, et qu'il reviendra me voir si, après sa sortie de l'hôpital, le passage de la sonde devenait impossible ou seulement difficile.

« La petite opération du passage des cathéters rigides n'est que peu douloureuse, et je n'ai jamais cru utile d'anesthésier aucun malade, l'écoulement de sang constant dans la divulsion et l'uréthrotomie n'est que tout à fait exceptionnel, et, lorsqu'il existe, il se borne à quelques gouttes apparaissant au méat. Quant à la récidive, si je n'en ai pas observé, cela ne tient pas à la grande efficacité du procédé, car, sauf quelques rares exceptions, elle aurait lieu après ce procédé comme après tout autre si le malade négligeait de continuer l'usage du cathétérisme. »

Nous citons la pratique de l'éminent professeur d'autant plus volontiers qu'elle vient apporter un appui précieux et une autorité considérable aux opinions qus nous tâchons d'exposer ici.

(2) Clinical lectures, p. XI, trad. franç., éd. 1874.

entre les deux modes opératoires. Avec la divulsion on se propose de restituer d'un coup, instantanément, le calibre normal de l'urèthre,en rompant, en lacérant ses parois. La dilatation rapide aboutit au même résultat : rendre au canal son calibre normal, mais en se contentant de le dilater en une ou deux séances. L'action ne doit pas être brusque, mais soutenue; et si on s'aperçoit qu'en continuant l'emploi de la force qui agit de dedans en dehors, les parois ne cèdent plus et sont sur le point d'éclater, on est à temps de s'arrêter.

Ce n'est pas que la divulsion présente tous les dangers dont on l'a accusée un peu hâtivement, et Thompson qui, au commencement de son introduction en Angleterre, l'avait attaquée, a reconnu lui-même l'innocuité relative de cette opération (1). Néanmoins nous pensons que l'uréthrotomie est préférable à la divulsion.

Quant à la dilatation rapide, pratiquée méthodiquement, elle a le grand avantage de supprimer la longue période de début, en permettant d'introduire après la première séance des bougies n°s 11, 12 et même d'un calibre plus élevé. Cette première période, la plus fastidieuse pour le malade, la plus longue, celle qui présente le plus de difficultés et de complications est parcourue en une seule séance ; après laquelle

(1) Traité pratique des maladies des voies urinaires, p. 189, et Leçons cliniques, p. LII. « Je fus un des premiers adversaires de cette méthode, à raison même de sa violence; mais en examinant avec M. Holt plusieurs de ses opérés à Westminster-Hospital — je parle de plus de dix ans,— je pus constater, non sans surprise, le petit nombre des mauvais résultats. Je résolus désormais d'essayer moi-même le procédé. »

on continue la dilation graduelle et avec de grosses bougies. Si même le rétrécissement s'y prête, et il est rare qu'il ne s'y prête pas s'il est dilatable, on peut arriver dès la première séance aux numéros voisins du calibre normal, et le traitement ne demandera en général pas plus de 8 à 10 jours. A cette économie de temps qui est précieuse et pour le malade et pour les établissements où ils sont traités, nous ajouterons volontiers un autre avantage que nous considérons comme plus important : celui de diminuer considérablement le nombre de fois où l'on passe un instrument dans l'urèthre. Nous avons dit précédemment que le passage fréquent et prolongé des instruments, même les plus doux, était une cause d'irritation qui pouvait à la longue avoir une influence fâcheuse sur la dilatabilité du rétrécissement. « L'instrument est toujours plus ou moins un mal ; il ne faut y recourir qu'en présence d'un mal plus grand encore » (1). Moins souvent on l'emploiera, et moins on courra le risque d'irriter l'urèthre et d'y provoquer des complications qui entravent le traitement. On pourrait objecter que la distension mécanique portée en une fois à un haut degré offre plus de gravité que plusieurs dilatations modérées et successives ; nous rappellerons que l'uréthrotomie et la divulsion, qui produisent des lésions plus sérieuses, jouissent d'une innocuité relative en comparaison d'actes beaucoup moins graves. Ne voyons-nous pas tous les jours une sonde à demeure ou même le simple passage d'une bougie provoquer des accès de fièvre formidables qui essent au contraire après l'uréthrotomie. Les obser-

(1) Thompson. Loco citato, p. XXXVI.

vations de dilatation rapide dont on trouvera plus bas la relation, montrent que la réaction qui suit l'opération est des plus modérées, quand elle existe.

Qu'il nous soit permis de reproduire ici une appréciation de cette méthode par un des représentants les plus autorisés de la chirurgie en France, M. le professeur Broca (1).

« Supprimer la longue période du début du traitement par la dilatation, tel est le but que s'est proposé M. le docteur Corradi. Partant de cette notion que les rétrécissements non inodulaires ne sauraient opposer une grande résistance, il a imaginé un instrument destiné à pratiquer instantanément la dilatation des rétrécissements jusqu'au degré d'amplitude qui permet d'introduire des bougies des n°s 11 et 12. Cette variété de dilatation diffère de celle qui a été usitée jusqu'ici par ce caractère important qu'elle n'excède jamais les limites de l'élasticité de la muqueuse et du tissu propre de l'urèthre, qu'elle ne divise pas les tissus, qu'elle ne les fait pas éclater, qu'elle n'y produit ni hémorrhagie ni inflammation, qu'elle ne provoque même presque aucune douleur. »

Avant de passer à la description des procédés et des instruments inventés par le professeur Corradi pour la dilatation rapide dont nous avons pu constater les heureux résultats à la clinique chirurgicale de Florence, nous tenons à exprimer ici à ce chirurgien distingué auquel nous lie une longue amitié, les sentiments de

(1) Rapport à l'Académie de médecine sur le prix d'Argenteuil (période 1863-1869.

vive reconnaissance que nous ont inspirés la sollicitude et l'empressement qu'il a mis à nous fournir les occasions de suivre et d'étudier sa pratique.

Dans l'impossibilité où nous sommes, en l'état actuel de nos connaissances, de reconnaître avec précision sur le malade les altérations anatomiques du rétrécissement, ce qui serait le meilleur élément pour nous déterminer à l'un plutôt qu'à l'autre des deux traitements : dilatation ou uréthotomie, le professeur Corradi est d'avis qu'il faut recourir à l'empirisme clinique; et dans ce but, mettant à profit toutes les données que peut fournir la marche de la maladie, les symptômes passés et actuels, etc., il constitue deux types, deux schémas comprenant la plupart des rétrécissements, en en exceptant, bien entendu, ceux d'origine traumatique. Le premier type comprend les rétrécissements dilatables; l'autre, ceux qui demandent à être incisés. Comme toute synthèse, ces deux tableaux n'expriment que des traits généraux; mais il n'en sont pas moins un guide très-utile pour arrêter le traitement.

1er *type. Rétrécissements dilatables.* — Le malade a eu la ou les blennorrhagies habituelles, mais la guérison en a été complète, et ce n'est qu'après un certain nombre d'années, 7 ou 8 ans, qu'il s'est aperçu d'une altération dans l'émission de l'urine. Notons ce premier fait : *miction normale pendant un certain nombre d'années après la guérison radicale de la dernière blennorrhagie.*

Le malade nous raconte que, depuis environ deux ans, par exemple, le jet de l'urine est devenu de plus en plus fin, qu'il est tantôt bifide, tantôt en arrosoir, etc., qu'il éprouve simplement de la *difficulté* et non de la *douleur*, mais que depuis qu'il s'est aperçu de son incommodité, la difficulté a été toujours en augmentant, et le jet toujours en diminuant, en sorte qu'il *n'est jamais revenu gros et cylindrique comme auparavant*; second fait important à noter.

Les envies d'uriner ne sont pas plus fréquentes qu'à l'ordinaire, à moins que le jet ne soit devenu filiforme, auquel cas la vessie ne se vide plus entièrement et provoque de fréquentes évacuations. L'urine est normale. Le malade se plaint plutôt de difficulté que de douleur en urinant. L'éjaculation du sperme se fait également sans douleur; mais, loin d'être projeté avec force, il sort en bavant. Du côté de la verge aucun signe d'inflammation, ni rougeur du méat, ni tuméfaction du gland, même pendant la miction.

En explorant le canal vous rencontrerez un ou plusieurs rétrécissements entre l'extrémité du bulbe et la fin de l'urèthre membraneux. Ces rétrécissements sont très-courts, occupent rarement tout le pourtour du canal, et leur orifice est ordinairement excentrique, en sorte que lorsqu'il en existe plusieurs (ce qui est fréquent), la bougie en les franchissant semble descendre les marches d'un escalier.

Pendant l'exploration le canal ne saigne pas, ou donne tout au plus quelques gouttes de sang en rapport avec les manœuvres et les instruments employés. L'irritation produite par le passage de la bougie est minime, et le jet de l'urine devient de suite moins fin.

La dilatation marche régulièrement, elle est bien rarement troublée par quelque complication : fièvre uréthrale, uréthrite aiguë, orchite, etc.; elle est *progressive et proportionnelle au volume des bougies* ; elle se maintient, et si l'on ne néglige pas les soins consécutifs, après qu'elle a atteint le calibre normal de l'urèthre, c'est-à-dire si l'on passe une sonde, nos 21 ou 22, à intervalles réguliers, et de plus en plus espacés, le malade est guéri; mais si le traitement a été interrompu à moitié chemin, le rétrécissement se reproduit; bien plus il s'aggrave, ne cède plus à la dilatation, et passe dans la catégorie de ceux qui doivent être incisés, fait sur lequel nous avons déjà insisté, et qui plaide beaucoup en faveur de la dilatation rapide.

2e *type. Rétrécissements non dilatables.* — Voici un autre malade. Comme l'autre, il a eu sa ou ses blennorrhagies ; mais, au lieu de guérir tout à fait, elles ont pris une marche chronique; elles ont persisté ainsi des mois et parfois des années ; pendant ce temps au moindre écart de régime, l'état aigu reparaissait momentanément. Sur la fin d'une de ces blennorrhagies, alors que l'écoulement était réduit à presque rien, le malade s'est aperçu qu'il n'urinait plus aussi bien. Notons ce fait : *altération de la miction dans le cours d'une blennorrhée.* Mais cette altération n'a pas été continue. Le malade commettait-il quelque excès de table et surtout de boisson, se livrait-il à quelque fatigue extraordinaire, la difficulté d'uriner en était aggravée. Au contraire, se surveillait-il, menait-il une vie régulière, s'abstenait-il d'alcooliques, le jet de l'urine devenait presque normal. Il vous racontera même qu'à la suite de ses excès il a été pris plusieurs fois de strangurie et de rétention d'urine; mais la rétention a cédé aux moyens médicaux : bains, cataplasmes, etc., ou, si on a dû le sonder, le cathérisme a été facile, du moins les premières fois.

Le malade souffre en urinant; dès le commencement de la miction il ressent de la cuisson tout le long du canal, ou seulement dans la fossette naviculaire ou bien vers la racine de la verge. Les premières gouttes d'urine sont troubles et blanchâtres; elles entraînent du muco-pus que l'on retrouve dans les urines sous forme de filaments, d'un léger nuage ou même de dépôt. La verge est dans un état de demi-turgescence; le méat rouge; le gland se congestionne pendant les efforts de la miction. L'éjaculation du sperme est souvent douloureuse.

Parmi ces malades on en rencontre quelques-uns qui ont l'habitude de se passer une bougie, ordinairement de petit calibre, et de la tenir un instant dans le canal avant d'uriner. Vous en trouverez qui portent sur eux leur bougie, comme un objet de première nécessité, dans leur poche ou enroulée dans le fond de leur chapeau. Lorsqu'ils ont exécuté leur manœuvre, l'urine s'échappe avec un jet presque normal, ce qui est une preuve de plus que la difficulté d'uriner n'est pas simplement en rapport avec l'étroitesse du rétrécissement, mais aussi avec un autre élément qui le complique : l'uréthrite chronique et le spasme qui l'accompagne.

Nous dirons même que parfois sous les apparences d'un rétrécissement tel que nous le décrivons, se cachent de simples uréthrites chroniques, profondes, opiniâtres. Le malade est persuadé qu'il a un rétrécissement très-fort parce qu'il souffre beaucoup; il parvient quelquefois à faire partager sa persuasion au chirurgien qui ne peut passer une bougie filiforme, parce que dans ce cas, c'est précisément l'instrument le moins propre à s'engager dans le canal, vu qu'il l'irrite et le fait contracter spasmodiquement. Mais pour reconnaître ces pseudo-rétrécissements, il est un moyen que le professeur Corradi recommande et qui lui a souvent réussi à démontrer qu'il n'existait pas de rétrécissement là où on en traitait un depuis longtemps. Si vous avez réussi à passer la bougie de Maisonneuve, vissez sur l'ajutage le conducteur sans anneau de son uréthrotome, ou celui du professeur Corradi, qui n'a ni anneau ni aucun obstacle à son introduction dans l'urèthre; poussez-le délicatement jusque dans la vessie; adaptez-y un long stylet, et sur ce conducteur, enfilez une sonde de gros calibre ouverte par le bout. Elle arrivera souvent sans encombre jusque dans la vessie, mettant ainsi à néant l'existence du rétrécissement. Ce sont probablement des cas semblables qui avaient autorisé Mayor à avancer l'étrange paradoxe que plus le rétrésement était étroit, et plus gros devait être le cathéter avec lequel il fallait le franchir (1).

Nous sortirions des limites de notre sujet si nous nous étendions davantage sur ces pseudo-rétrécissements dont M. le professeur Dolbeau a donné une description magistrale (2), en insistant sur les graves

(1) Mayor de Lausanne, Excentricités chirurgicales.

(2) Dolbeau, *Leçons de clinique chirurgicale*. Paris, 1867, pp. 265 et suiv.

conséquences qu'entraîne à sa suite la contraction spasmodique chronique de l'urèthre. Nous tenons seulement à dire que la guérison en est beaucoup plus difficile qu'on pourrait le croire au premier aspect, et si on ne réussit pas avec la dilatation rapide qui est indiquée au même chef que dans la fissure à l'anus, on ne doit point reculer devant l'uréthrotomie externe et même la taille périnéale médiane.

Mais revenons à l'exploration de notre rétrécissement. Elle est douloureuse ; le canal saigne, quelque délicate que soit la manœuvre. L'obstacle que l'on peut rencontrer au lieu d'élection : limite du bulbe et de la portion membraneuse ou bien dans tout autre point de l'urèthre antérieur à la prostate, est ordinairement unique ; il est plus long que dans le cas précédent, et quelquefois on peut le sentir entre le doigt et la bougie sous la forme d'une virole qui semble doubler le canal ou même l'étreindre.

La sensibilité du canal rend l'exploration difficile avec toute espèce d'instruments, mais surtout avec les bougies filiformes ; et l'on est tout étonné de ne pouvoir passer avec de si petits instruments, tandis que le jet de l'urine n'est pas très-exigu. Mais un instrument de calibre moyen passera, et c'est encore ici une raison pour commencer l'exploration par des numéros élevés, en allant ensuite aux plus faibles. Le passage d'une sonde sur un conducteur que nous venons d'indiquer, est à essayer pour s'assurer que réellement le rétrécissement existe.

La dilatation, dans ces cas, est impuissante et même nuisible. Quelquefois, dès la première séance, elle ne fait qu'augmenter la difficulté d'uriner ; la cuisson et les efforts deviennent plus fréquents ; l'écoulement uréthral plus abondant. D'autres fois ces symptômes ne s'éveillent que quelques jours après avoir commencé le traitement que l'on est obligé d'interrompre. Le canal dilaté jusqu'à un certain point se refuse à une distension ultérieure ; il n'admet même plus les numéros qui passaient auparavant. On perd du terrain au lieu d'en gagner (rétrécissements irritables).

La dilatation a-t-elle pu aboutir ; vous laissez en repos le canal pendant quatre ou cinq jours pour vous assurer de la constance du résultat, et lorsque, après un laps de temps aussi court, vous revenez l'explorer, tout est à recommencer (rétrécissements élastiques).

Quoique le rétrécissement soit assez faible, il n'en est pas moins beaucoup plus exposé que le précédent aux infiltrations, aux abcès et aux fistules urinaires.

Evidemment la dilatation qui ne fait qu'exaspérer les symptômes, surtout la dilatation lente, doit être rejetée, c'est à l'uréthrotomie qu'il faut avoir recours dans ces cas.

On serait tenté de mettre sous ces deux groupes des altérations diverses dont les symptômes, précédemment décrits, seraient l'expression clinique, et, par exemple, d'inscrire sous le premier groupe l'atrophie musculaire par dégénération fibreuse, et sous le second l'hyperplasie inflammatoire, etc. ; mais les faits manquent pour nous permettre de compléter le diagnostic sur le vivant en reliant le phénomène à la lésion ; et, tout en regrettant cette lacune dans l'histoire naturelle des rétrécissements, nous devons nous contenter pour le moment de nous servir de l'empirisme clinique pour déterminer le traitement.

Dans un mémoire, couronné par l'Académie de médecine en 1869 (prix d'Argenteuil) (1), le professeur Corradi avait décrit les deux dilatateurs dont il faisait usage et qu'il appelait, en raison de leur forme, l'un dilatateur à grains de chapelet, l'autre dilatateur à archet. Le premier opère la dilatation d'avant en arrière, le second d'arrière en avant; et comme l'auteur avait surtout insisté sur celui-ci, l'attention des chirurgiens ne fut pas attirée sur le dilatateur à grains de chapelet, qui se recommandait pourtant par la simplicité de son mécanisme. Plus tard, le professeur Corradi reprit les essais avec cet instrument, et les résultats en furent si encourageants que cette modeste bougie métallique fut préférée le plus souvent au dilatateur à archet, qui fut réservé pour les cas les plus difficiles où l'étroitesse du rétrécissement exigeait un instrument des plus fins. A la description de ces deux instruments qui sont décrits et représentés dans les deux ouvrages du professeur Corradi (2), nous ajouterons celle de l'uréthrotome récemment construit par le même chirurgien parce qu'il peut servir à dilater aussi bien qu'à inciser les rétrécissements.

(1) J. Corradi. Etudes cliniques sur les rétrécissements de l'urèthre, sur la taille et sur les fistules vaginales. Florence, 1870.

(2) Joseph Corradi. Etudes cliniques, p. 104 et suiv., pl. II, fig. 2 et 3. Flor. 1870. Trattato sulle malattie degli organi orinari. Florence, 1874, t. I, p. 169 et 178, pl. VII, fig. 8 et 9.

IV.

DES INSTRUMENTS DILATATEURS ET DE L'URÉTHROTOME DU Dr J. CORRADI.

1° *Du dilatateur à grains de chapelet.* — Le dilatateur à grains de chapelet est une sonde métallique d'environ 24 centimètres de longueur, dont la partie antérieure est rigide, tandis que l'extrémité vésicale est flexible et peut prendre toutes les courbes, au gré du chirurgien.

Un fil résistant, en cuivre ou en métal anglais, comme le reste de l'instrument, occupe toute la longueur du dilatateur; il va en s'amincissant vers son extrémité vésicale, terminée par une petite olive. C'est sur cette partie du fil que sont enfilées de petites perles métalliques, augmentant presque insensiblement de volume, et dont on peut avoir plusieurs séries graduées, suivant le degré de dilatation que l'on veut obtenir. Chacun de ces petits corps sphériques, qui ressemblent à des grains de chapelet, d'où le nom de l'instrument, s'emboîte avec son voisin, un peu plus gros que lui, et forme un cordon composé d'une suite de renflements augmentant peu à peu de volume. Ce cordon occupe un quart de la longueur totale de l'instrument et en constitue la partie flexible, que l'on peut au besoin allonger, en ajoutant d'autres grains. Ordinairement, 24 à 28 suffisent, du n° 5 au n° 14 de la filière millimétrique.

La partie rigide est formée par une canule à travers

laquelle passe le fil. L'extrémité vésicale de la canule se termine en forme de grain de chapelet, et représente le dernier renflement du cordon. L'extrémité libre, plus grosse que le corps de la canule, sert de pavillon. Ce pavillon est parcouru par une vis que l'on fait avancer ou reculer en tournant un bouton terminal. Le fil qui la traverse y est fixé par une vis à pression, passant par une petite fente longitudinale pratiquée sur la partie supérieure du pavillon. Le fil suit les mouvements imprimés à la vis intérieure, qui avance et recule sans tourner sur son axe ; la vis à pression, engagée dans la rainure longitudinale, l'en empêche. Il peut ainsi être tendu ou relâché à volonté; il suffit pour cela de tourner le bouton dans un sens ou dans un autre, et le degré de tension est exprimé par le nombre de pas de vis qui se montrent en dehors du bouton, à mesure qu'on le tourne.

Le fil tendu serre d'autant les grains de chapelet les uns contre les autres, jusqu'à pouvoir rendre rigide le cordon formé par leur réunion. On a ainsi l'avantage de rendre l'instrument flexible ou inflexible, instantanément et à tous les moments de son introduction.

La partie inférieure du pavillon est munie d'une petite poignée qui sert à maintenir de la main gauche le dilatateur, pendant que de la droite on tourne le bouton ; elle donne une plus grande surface de contact et de prise quand on manie l'instrument.

L'extrémité libre du fil de cuivre se termine en pas de vis pour recevoir une tige métallique qui sert de mandrin, sur lequel on guide les sondes en gomme élastique qui doivent achever la dilatation commencée par les grains de chapelet. Ce mandrin, long de 30 à 32 centimètres, nos 6 à 7 de la filière millimétrique, est muni à l'une de ses extrémités d'une vis d'écrou pour s'adapter au fil et former avec lui une seule tige sur laquelle on conduira les sondes dilatatrices.

Ces sondes, ou mieux bougies dilatatrices, doivent être d'un tissu un peu plus ferme que celui qui sert à faire les sondes dites en gomme élastique ; le tissu de la sonde anglaise convient parfaitement. Elles sont droites, sans yeux, de 18 centimètres de longueur ; l'extrémité vésicale est perforée d'un trou central en rapport avec la capacité du mandrin, pour pouvoir facilement glisser sur lui. Le fabricant doit apporter beaucoup de soin à la confection de cet orifice, pour que la muqueuse de l'urèthre ne soit pas éraillée pendant le passage de l'instrument. Il faut avoir une série graduée de ces sondes ; ordinairement six suffisent, entre 4 et 6 millimètres de diamètre, du no 12 au 18 de la filière millimétrique.

L'instrument peut être employé droit ou courbe. Dans ce cas, on donne, avec les doigts, à la partie flexible la courbure que l'on juge convenable. L'opérateur introduit délicatement jusque sur le rétrécissement le dilatateur, préalablement huilé. Il est bon de relâcher le fil, pour donner plus de flexibilité à l'extrémité vésicale. Il arrive souvent que des rétrécissements, qui n'ont pu être surmontés avec les bougies les plus fines, en cire ou en gomme élastique, sont franchis par l'olive du dilatateur à grains de chapelet. Les observations I, IX, XVII, XXI et XXIX, mettront ce fait en lumière. Peut-être cet avantage est-il dû à ce que le dilatateur, tout en offrant une certaine flexibilité, ne peut cependant pas s'infléchir et s'enrouler comme les bougies. Nous rappellerons que Sir H. Thompson (1) conseille de se servir des instruments métalliques dans les rétrécissements difficiles à franchir, et l'ouverture doit en être recherchée méthodiquement, d'abord sur la partie supérieure de l'urèthre, puis latéralement, et, en dernier lieu, inférieurement.

On ne doit jamais employer aucune force pour tâcher d'introduire l'extrémité du dilatateur dans le rétrécissement ; il faut agir avec la même douceur, avec plus de douceur, si c'est possible, que si on se servait d'un instrument en gomme élastique. C'est ici ou jamais que le dicton : « Plus fait douceur que violence » doit être rigoureusement observé, si on ne veut pas s'exposer à faire de fausses routes.

On ne saurait trop insister sur les précautions à prendre et les moyens à employer pour franchir sans effort le rétrécissement. Certes, nous sommes loin d'être exclusif dans l'emploi de ces moyens. Par exemple, la bougie filiforme de Maisonneuve, surtout si son extrémité n'est pas trop effilée en queue de souris, est un instrument précieux, et rien n'empêche de l'ajouter au dilatateur et même à tous les instruments qui servent au traitement des rétrécissements. Nous avons vu souvent le professeur Corradi franchir des rétrécissements qui offraient beaucoup de difficulté, avec une bougie élastique creuse, n°s 1, 2 ou 3, cylindrique, conique ou encore mieux olivaire, dans l'âme de laquelle on avait glissé, jusqu'à une certaine distance, un tout petit man-

(1) Loco citato, p. XLIV et 166.

drin métallique. Cette pratique, renouvelée de Ducamp (1) et que préconise également Thompson, mais pour les numéros plus élevés (2), a le grand avantage de rendre l'instrument plus ferme vers l'extrémité extérieure tout en lui conservant sa flexibilité vers la pointe ; elle permet également de donner à la bougie des courbures diverses, suivant les cas.

Après bien des tentatives inutiles, le chirurgien ou, parfois par un heureux hasard, le malade lui-même a réussi à passer une bougie ordinaire. Pour utiliser cette bougie, le professeur Corradi a imaginé de petits ajutages mobiles, que l'on peut visser à toute bougie et en faire ainsi une bougie conductrice du dilatateur ou de l'uréthrotome. Ces ajutages, de diverses grosseurs, pour pouvoir s'adapter aux bougies, supportent deux fils de plackfond enroulés en tire-bouchon, qui servent de vis. Il suffit de couper la bougie près du méat et d'y visser un de ces ajutages. On peut ainsi transformer en bougie conductrice toute bougie qu'on aura eu la chance de passer.

L'obstacle au passage de l'instrument n'est pas seulement dû à la lésion organique et permanente. Au rétrécissement vient souvent s'ajouter un élément qui augmente tout à coup considérablemeut la difficulté de traverser l'urèthre. Nous voulons parler de la contraction spasmodique de l'urèthre, sur laquelle on a émis des opinions diverses. A la perte de dilatabilité, élément positif et permanent des rétrécissements, se

(1) Ducamp. *Traité des rétentions d'urine*, 1822, p. 96.
(2) Thompson. Loco citato, p. LVII.

surajoute le spasme, élément variable; et il peut se faire qu'un rétrécissement franchissable hier, ne le soit plus aujourd'hui avec la même bougie. Le spasme explique ces caprices de l'urèthre, qui tantôt admettra et tantôt rejettera la même bougie, qui laissera passer une algalie métallique et opposera de la résistance à une bougie de cire. Les causes les plus variées depuis l'action mécanique la plus légère jusqu'à l'influence psychique peuvent produire ce résultat. Quand on conseille de laisser en place une bougie pendant quelques instants contre un rétrécissement infranchissable, on ne fait qu'essayer d'amener un état de fatigue dans la contraction musculaire pour profiter de cet instant de repos et passer. Le spasme à lui seul, sans lésion organique, peut s'opposer non-seulement à la sortie de l'urine, mais encore à l'introduction d'un cathéter. Ce dernier fait a été nié par plusieurs chirurgiens, notamment par sir H. Thompson (1). Nous rappellerons pourtant la difficulté que l'on éprouve à sonder des individus qui sont pris de spasmes sans que l'urèthre ait été précédemment affecté; notons par exemple la rétention d'urine qui survient rapidement lorsqu'une péritonite suraiguë se propage au péritoine vésical. L'obstacle est bien dû à la contraction spasmodique de l'urèthre, et non à l'atonie de la vessie qui serait affectée par contiguïté de tissu; car si on réussit à introduire la sonde, l'urine, chassée par la contraction vésicale, s'échappe avec force à travers la sonde, absolument comme lorsqu'on sonde les individus affectés de prostatite blennorrhagique aiguë.

(1) Loco citato, p. XXX.

Nous citerons un cas où, la rétention d'urine s'étant produite dans le courant d'une péritonite chez une femme, la difficulté du cathétérisme ne peut être mise en cause. C'était une jeune fille de la campagne, âgée de 18 ans, jouissant d'une bonne santé, et n'ayant souffert de temps en temps que de douleurs d'estomac que l'on avait qualifiées de névralgies. Elle fut prise tout à coup, à la promenade, de douleurs atroces de ventre. Le lendemain matin le médecin me fit appeler, parce que la malade n'avait pas émis une seule goutte d'urine depuis la veille et qu'il n'avait pu réussir à la sonder. Je ne fus pas plus heureux que lui, quoique j'y misse la plus grande persévérance. La sonde, à peine entrée dans l'urèthre, rencontrait un obstacle invincible. La malade mourut dans la journée ; la péritonite suraiguë était causée par l'épanchement des matières stomacales à travers la perforation d'un ulcère simple.

Nous insistons sur la contraction spasmodique parce qu'elle entre pour une bonne part dans la production du rétrécissement organique et qu'elle relie à notre sujet diverses affections comme la fissure à l'anus, le rétrécissement spasmodique de l'œsophage, etc., qui cèdent à la dilatation rapide, comme l'a montré M. le prof. Broca pour cette dernière affection.

Mais revenons au manuel opératoire de la dilatation rapide. Le rétrécissement est franchi par l'extrémité olivaire du dilatateur à grains de chapelet. Une fois dans la bonne voie, et alors seulement commence la dilatation qui doit être faite lentement et sans brusquerie. A ce moment, il suffit de donner un ou deux tours de vis au bouton terminal pour rendre plus rigide la partie flexible. Les premiers grains passent facilement puisqu'ils sont plus petits que l'olive; les autres, formant un cordon renflé qui va en grossissant presque insensiblement, passent les uns après les autres, et après chaque renflement la progression de l'instrument subit un petit temps d'arrêt. On ne court pas ainsi le risque ni de faire fausse route, en voyant l'instrument s'enfoncer rapidement on ne sait où, ni de déchirer le rétrécissement en lui faisant subir une distension brusque et sans repos.

On peut ainsi porter la dilatation jusqu'au n° 13 ou 14; mais elle peut être conduite plus loin séance tenante.

L'instrument ayant pénétré dans la vessie, on visse à l'extrémité libre du fil le long stylet conducteur; on lâche la vis à pression, et on retire la canule. Il ne reste plus dans l'urèthre que le fil et les grains.

L'opérateur soutient de la main gauche la verge entre l'annulaire et le médius, et le stylet conducteur entre le pouce et l'index. Un aide situé à gauche du lit, enfile sur le stylet jusqu'au méat le n° 1 des sondes dilatatrices correspondant au n° 12 de la filière millimétrique.

Le chirurgien la prend de la main droite par son extrémité libre pour la glisser dans l'urèthre, tout en soutenant la verge de la gauche. Pendant l'introduction et l'extraction de la sonde, il faut que le stylet conducteur reste immobile et ne suive pas les mouvements de la sonde. A cet effet, l'aide tient fixe le stylet par son extrémité libre, tandis que la sonde chemine jusque contre la série des grains de chapelet. L'opérateur la retire ensuite, et dès qu'elle a dépassé le méat, il la confie à son aide et tient fixe de nouveau le stylet entre le pouce et l'index.

On passe avec les mêmes précautions la deuxième, la troisième sonde dilatatrice, et ainsi de suite. La dernière doit être retirée avec l'instrument. On arrive ainsi à passer en une seule séance des sondes d'un gros calibre, jusqu'aux n° 18 et 20, sans que la douleur soit forte, et bien souvent sans faire saigner le canal. Le malade peut aussitôt après uriner à gros jet. Les jours suivants, et à des intervalles d'autant plus espacés qu'on s'éloigne du moment où la dilatation rapide a été faite, on passe de grosses bougies pour compléter le traitement. Les sondes Béniquet sont très-utiles dans cette dernière période de traitement.

2° *Du dilatateur à archet.* — Nous décrirons plus brièvement cet instrument parce qu'il est mieux connu et nous insisterons plus spécialement sur les modifications qu'il a subies, après avoir été présenté à l'Académie de médecine.

C'est un très-petit cathéter métallique (1 1/2 à 2 millimètres de diamètre), parcouru par un fil également en métal de 1 millimètre de diamètre, que l'on peut à volonté faire saillir de la concavité de l'instrument ou y rentrer, en tournant un bouton terminal. Cet instrument était primitivement construit en argent, et on le retirait ouvert de l'urèthre. Il est maintenant en acier non trempé. On le tient ouvert dans l'urèthre, on le ferme avant de le retirer, en sorte qu'il agit simplement par l'écartement du fil et de la canule, et non plus par traction.

L'extrémité vésicale peut être terminée en olive, ou bien par quelques grains de chapelet comme le dilatateur de ce nom, ou bien par une vis pour y adapter l'ajutage d'une bougie filiforme de Maisonneuve.

Le pavillon ressemble à celui du dilatateur à grains de chapelet ; nous renvoyons à la description de ce dernier. Il contient la vis qui sert à tendre et à détendre le fil, suivant le sens où l'on tourne le bouton terminal.

La partie concave de la canule est simplement en gouttière, et le fil mis en tension s'en dégage et soustend comme une corde rigide l'arc formé par la courbure de l'instrument.

L'instrument est introduit comme une bougie ordinaire, et d'autant plus délicatement qu'il est d'un très-petit volume ; lorsque l'on estime que le rétrécissement occupe le milieu de l'arc, on tend le fil en tournant le bouton de gauche à droite ; le nombre de pas de vis qui font saillie, indique l'écartement obtenu entre le fil et la canule. Quand on juge la dilatation suffisante, on tourne le bouton en sens inverse et le fil rentre dans la gaîne qui le contenait. On retire l'instrument comme on l'a introduit. On passe de suite après une sonde n° 16 à 20, suivant la dilatation obtenue, et le traitement est continué par le passage intermittent de grosses bougies.

Cet instrument a l'extrémité vésicale plus résistante que la bougie de Maisonneuve, et il est moins gros que le dilatateur à grains de chapelet. Il doit être réservé pour les rétrécissements les plus étroits et les plus forts, qui ne se sont pas laissé franchir par les autres instruments.

On lui a adressé quelques reproches auxquels nous allons répondre brièvement.

Il n'opère la dilatation que dans le sens vertical et non également sur tous les points de l'urèthre, que l'on considère comme un canal ouvert et parfaitement rond, ce qu'il faudrait prouver. L'urèthre à l'état de repos est fermé, les parois sont appliquées l'une contre l'autre ; lorsque l'urine passe, elles se déplissent et le canal ne prendra la forme cylindrique que si tous les points offrent la même résistance, ce qui est tout à fait exceptionnel lorsque les tissus sont altérés au point de former un rétrécissement. En tout cas, quel que soit le sens dans lequel opère la dilatation, ce seront toujours les points les plus dilatables qui céderont.

On lui a reproché d'opérer une uréthrotomie plutôt qu'une dilatation. Nous ferons d'abord observer que le fil est trop gros pour pouvoir couper les tissus ; et quand même cela serait, où serait le mal, puisqu'on substituerait une incision sèche, mousse, à une incision par le bistouri. Mais le dilatateur ne doit être employé que sur les rétrécissements dilatables, et, si après avoir posé le diagnostic, vous éprouvez en ouvrant l'instrument une grande résistance qui vous indique que le rétrécissement n'est pas dilatable, plutôt que de s'exposer à déchirer l'urèthre, il faut fermer l'instrument et recourir à l'uréthrotomie. On trouvera plusieurs cas semblables dans les observations suivantes.

3° *De l'uréthrotome du prof. Corradi.* — Nous allons décrire l'instrument dont s'est servi le prof. Corradi dans toutes les uréthrotomies mentionnées, à l'exception d'une seule, et qui a, entre autres avantages, celui de pouvoir servir au besoin de dilatateur.

a. Conducteur. — Le conducteur qui sert de guide à la lame est un petit cathéter métallique de 1 1/2 à 2 millimètres de diamètre, courbe, fendu longitudinalement dans le sens de la concavité et dépourvu de l'anneau qui est soudé au conducteur de l'uréthrotome de Maisonneuve. On peut en avoir de courbes variées. La courbe ordinaire des sondes suffit le plus souvent.

L'extrémité vésicale se termine par une vis sur laquelle on peut visser la bougie de Maisonneuve ou une petite olive métallique. L'autre extrémité est muni de quelques pas de vis pour y visser le stylet sur lequel doit passer la bougie à demeure.

b. Lame. — La lame ressemble à une feuille de myrte recoquillée, longue de 2 centimètres et 1/2; large de 8 à 9 millimètres, suivant les cas, dans sa plus grande largeur ; la face convexe est placée supérieurement, les deux bords sont tranchants ; l'extrémité antérieure de la feuille se termine par un petit bouton qui maintient la lame dans la cannelure du conducteur. Cette lame d'uréthrotome peut être comparée à un tout petit gorgeret à double tranchant. L'extrémité postérieure est soudée à une longue tige métallique assez mince pour entrer et glisser dans la cannelure du conducteur. Cette tige qui porte la lame, est terminée à sa partie libre par un bouton que l'on peut visser et enlever à volonté et qui sert à faire avancer la lame, en poussant dessus.

c. Gaîne protectrice. — Cette gaîne a la même forme que la lame qu'elle est destinée à recouvrir. Elle est un peu plus large, et ses bords, légèrement recourbés en dedans pour mieux protéger le tranchant de la lame, se réunissent en dessous au pétiole de la feuille pour former un anneau où passe la tige de la lame. La gaîne se prolonge en un manche en forme de tige, de 25 centimètres de longueur, dont la presque totalité est aplatie de haut en bas, la partie postérieure l'est au contraire latéralement et supporte à son extrémité une vis de pression qui immobilise la gaîne sur la lame. La forme donnée à ce manche sert à placer et à enlever à volonté le pavillon de l'instrument.

d. Pavillon mobile. — Le pavillon mobile est composé de deux parties : l'une verticale qui sert à tenir l'instrument et qui porte une vis de pression qui agit de bas en haut pour fixer le pavillon sur le conducteur; l'autre horizontale et cylindrique, munie latéralement d'une vis de pression pour fixer la gaîne protectrice. La coupe intérieure de cette partie du pavillon est telle qu'on peut le placer sur la gaîne protectrice et le conducteur, et l'enlever avec facilité.

Pour se servir de cet instrument, on cache la lame dans sa gaîne et on l'y fixe au moyen de la vis de pression qui agit de haut en bas à l'extrémité du manche de la gaîne. On adapte sur l'uréthrotome ainsi armé le pavillon mobile; à cet effet on l'introduit de bas en haut sur la portion terminale et aplatie latéralement du long manche de la gaîne, et on le glisse jusqu'auprès de la gaîne à laquelle on le fixe avec la vis latérale.

L'instrument étant ainsi monté, on introduit d'abord la bougie filiforme de Maisonneuve à l'extrémité de laquelle on visse le conducteur qui est introduit jusque dans la vessie comme une sonde ordinaire. Cela fait, on prend de la main droite l'uréthrotome tout armé, et pendant que de la gauche on tient l'extrémité du conducteur, on introduit dans sa cannelure le bouton de la lame, et on fait glisser l'instrument sur le conducteur.

Quand l'extrémité libre de ce dernier aura dépassé le pavillon, on l'y fixera en serrant la vis qui agit de bas en haut. On relâche ensuite la vis latérale pour laisser libre la gaîne. A ce moment on remet le pavillon entre les mains de l'aide pour qu'il le tienne fixe. De la main gauche on tend et soutient la verge, et de la droite on fait avancer la lame toujours protégée par la gaîne jusque sur le rétrécissement. On peut encore s'assurer pendant ce temps de l'opération si le rétrécissement est dilatable, et dans ce cas le dilater, en poussant la gaîne à travers le rétrécissement. Mais la gaîne rencontre de la résistance et le diagnostic précédemment porté de rétrécissement non dilatable est confirmé. On fixe alors la gaîne au moyen du bouton latéral du pavillon ; on rend libre la lame en desserrant la vis terminale de la gaîne, et on fait avancer la lame sur le conducteur en poussant sur le bouton. La résistance manquant, le rétrécissement est coupé ; on retire la lame dans la gaîne et on l'y fixe en serrant la vis de pression. On répète la même manœuvre en faisant avancer le couteau recouvert de sa gaîne, en le dégageant et en le retirant après avoir incisé chaque rétrécissement s'il y en a plusieurs. Après quoi on retire la gaîne et le pavillon, en tenant fixe avec le pouce et l'index le conducteur qui reste en place.

On y visse un stylet droit long de 30 à 32 centimètres, sur lequel on glisse jusque dans la vessie une sonde à bout coupé. On tient fixe la sonde et on retire le conducteur avec la bougie filiforme.

La sonde peut être laissée à demeure de 1 à 3 ou 4 jours. On pratique ensuite le cathétérisme tous les 8, 15 jours, un, deux et trois mois.

Cet uréthrotome, qui est une modification de celui de Maisonneuve, a l'avantage de pouvoir servir également à la dilatation; on peut ainsi s'assurer en dernier lieu si le rétrécissement est dilatable et le dilater immédiatement. C'est une des raisons qui nous ont engagé à le décrire ici comme un instrument auxiliaire de la dilatation rapide. Il garantit les parties de l'urèthre qui ne doivent pas être coupées, tandis qu'avec la lame découverte de l'uréthrotome de Maisonneuve, on peut être exposé à couper l'urèthre dans toute sa longueur. Il est vrai de dire que cela arrive fort rarement; toutefois M. Voillemier en a cité un cas (1) et M. le professeur Dolbeau (2) deux autres avec autopsies. Cet accident peut exposer plus facilement à l'infiltration et aux abcès urineux; l'observation IV en est un exemple.

Les deux incisions de la lame plus large que celle de

(1) Tillaux. Thèse d'agrégation, 1863, p. 89.
(2) Dolbeau. Leçons de clinique chirurgicale, p. 327.

l'uréthrotome de Maisonneuve ouvrent une voie plus facile au passage de la sonde à demeure, qui quelquefois entre difficilement après l'opération faite avec l'instrument de Maisonneuve.

Cette incision devrait avoir la forme semilunaire à convexité supérieure, à en juger par la forme de la lame; mais les essais sur le cadavre confirmés par l'autopsie de l'observation XXXIII, montrent que l'instrument produit deux incisions latérales qui prennent une forme losangique. Deux incisions nous semblent préférables à une seule, parce qu'elles permettront à l'urèthre de se déplier davantage et d'ouvrir ultérieurement un passage plus large à l'urine. Quant à la place où il faut inciser, la paroi supérieure est préférable au point de vue anatomique, puisque c'est là que l'on trouve le moins de tissu spongieux qui est surtout accumulé inférieurement. Néanmoins, les incisions latérales n'ont jamais donné la moindre hémorrhagie inquiétante. Nous ne partageons pas l'opinion de quelques pathologistes qui voudraient faire tomber l'incision sur la paroi malade du canal. Outre que cela entraînerait à une trop grande variété de procédés opératoires, nous rappellerons les beaux résultats obtenus avec l'incision dans une direction constante, soit latérale avec la lame à double tranchant, soit supérieure comme on pratique très-souvent l'opération, c'est-à-dire là où existe le plus rarement l'altération pathologique. Nous sommes même porté à penser qu'il est préférable d'inciser la paroi saine ou la moins altérée du pourtour du rétrécissement, parce que c'est celle où, la muqueuse n'adhérant pas intimement aux tissus sous-jacents et ceuxet ayant conservé leur élasticité, les parois de l'incision s'écarteront davantage l'une de l'autre, et partant mettront, suivant l'expression de Reybard, une pièce plus grande à la doublure trop étroite de l'urèthre.

V

QUELQUES REMARQUES SUR LES OBSERVATIONS SUIVANTES

Nous terminerons par quelques remarques sur les observations de rétrécissements recueillies dans la clinique chirurgicale du professeur Corradi pendant les années scolaires 1874-75 et 1875-76, jusqu'en mars.

Tout traitement d'un rétrécissement se divise en trois parties :

1° Franchir le rétrécissement ;

2° Rétablir le calibre du canal, soit par la dilatation, soit par l'incision suivant les cas;

3° Maintenir ce calibre par le passage méthodique de bougies.

Le premier temps est de la plus grande importance. Il demande beaucoup de patience de la part du chirurgien qui ne doit omettre aucun des moyens et des artifices que l'art met à sa disposition : bougie filiforme de Maisonneuve; bougies fines armées d'un mandrin; ajutages mobiles du professeur Corradi à adapter sur une bougie quelconque que l'on aura eu la chance d'introduire; bougies à extrémité pliée en baïonnette et collodionnée, comme le conseille M. Guyon (1); petite

(1) Guyon. Elém. de chirurgie pratique, 1873, p. 404.

sonde d'argent à olive de Thompson, etc. Le passage d'un de ces instruments précurseurs est une garantie de sécurité pour l'introduction ultérieure des instruments dilatateurs ou incisifs. Ce conducteur joue, dans les opérations sur l'urèthre, le même rôle que le cathéter cannelé dans celles sur la vessie; et si on ne peut l'introduire à cause de circonstances qui se présentent rarement, et qui se présenteront d'autant plus rarement que l'on emploiera avec patience les moyens sus-indiqués, on est alors obligé de se fier plus ou moins au hasard, le plus mauvais de tous les guides; aussi ne devra-t-on l'accepter que si l'on ne peut faire autrement. On verra que le professeur Corradi a dû se frayer cinq fois une route au moyen de scarifications faites sans conducteur. Elles ont été pratiquées avec un instrument dont voici une description succincte.

Une canule fine, recourbée et fendue sur la convexité se termine par une extrémité vésicale aplatie latéralement et servant de gaîne à la lame du scarificateur. L'extrémité opposée est renflée, cylindrique; elle sert de manche et contient un ressort en spirale. La lame cachée est lancéolaire, à deux tranchants; la tige qui la supporte parcourt tout l'instrument et est vissée à un bouton terminal qui, suivant qu'il est plus ou moins vissé, laisse avancer la lame plus ou moins. En pressant sur ce bouton, la lame sort de sa gaîne; elle rentre aussitôt qu'on cesse la pression, grâce au ressort en spirale. On avance peu à peu en faisant de toutes petites incisions, et lorsque la route est frayée, on retire la lame. La canule poussée dans la vessie peut servir de conducteur à d'autres instruments.

Nous le répétons, ces scarifications sans conducteur ne doivent être pratiquées qu'après avoir épuisé en vain tous les moyens pour introduire un conducteur. Elles sont encore préférables à l'uréthrotomie externe sans conducteur, qui est le triomphe du hasard et l'*ultima ratio* du traitement.

Nous ne reviendrons pas sur le deuxième temps : dilatation ou uréthrotomie. Le diagnostic de l'espèce de rétrécissement doit nous décider ; encore est-il quelquefois insuffisant, et ce n'est qu'au moment même de l'opération que nous nous apercevons, dans quelques cas, que nous nous sommes trompés sur le traitement convenable. L'uréthrotome du professeur Corradi nous semble ici précieux, puisqu'il peut au besoin servir à dilater.

Quant à la troisième période du traitement, où l'on se propose de conserver le terrain conquis, elle dure ordinairement toute la vie. Le succès en est entièrement entre les mains du malade qui, s'il veut conserver le bénéfice de l'opération, doit se passer lui-même régulièrement une bougie, ou venir voir le chirurgien à intervalles réguliers. Mais, malheureusement, peu de malades ont la volonté et la persévérance de s'assujettir à ces soins consécutifs. Ils oublient vite les souffrances passées, et aiment mieux courir les chances d'une nouvelle opération que de suivre pendant longtemps les prescriptions du chirurgien. De là, la fréquence des récidives, et des indications de l'uréthrotomie.

On sera, en effet, étonné qu'après avoir indiqué la dilatation comme méthode générale, on ait eu si souvent l'occasion de pratiquer l'uréthrotomie sur les malades traités à la Clinique (25 uréthrotomies et seulement 16 dilatations); c'est qu'on y reçoit surtout les cas compliqués, opiniâtres, qui ont déjà subi inutilement plusieurs traitements en ville ou dans d'autres salles de l'hôpital, et nous pensons que, pour cette raison, les statistiques des hôpitaux n'expriment pas la proportion réelle entre les rétrécissements dilatables et ceux qui réclament l'uréthrotomie.

On se tromperait si on s'attendait à trouver, dans les observations qui suivent, la régularité pour ainsi dire géométrique que nous avons mise dans la description des deux groupes-types. La variété des cas particuliers est grande, d'autant plus que les rétrécissements peuvent perdre leur reste de dilatabilité et passer dans le second groupe à la suite de traitements ou de complications. Toutefois, nous citerons les observations XV et XVI qui donnent une idée assez exacte du premier groupe, et pour le second groupe, les observations XXVI et XXXII.

Les observations IX, X, XVII, XVIII et XIX, sont un exemple de l'insuccès de la dilatation et de la réussite, dans ces cas, de l'uréthrotomie.

Nous dirons, une fois pour toutes, que, lorsque nous notons la guérison, nous entendons simplement par ces mots que le malade quitte l'hôpital en urinant avec un jet normal; car pour nous, il n'y a pas de guérison radicale. Les traitements connus jusqu'à présent lèvent l'obstacle mécanique au libre cours de l'urine, mais ne font point disparaître la lésion intime des tissus. Où sont les remèdes des cicatrices, des diverses dégénérescences fibreuses, graisseuses, etc.? Entreprend-on le traitement radical de la cirrhose du foie qui rétrécit la veine porte; des dépôts fibrineux qui rétrécissent l'orifice aortique, etc.? Et pourquoi l'urèthre aurait-il une physiologie pathologique à lui tout seul et différente des autres organes? L'idée de faire une spécialité des maladies des voies urinaires entraînerait-elle l'invention d'une pathologie *sui generis* ?

Les cas de rétrécissements observés sont peu nombreux, parce que la Clinique générale où ils ont été recueillis, devait admettre un grand nombre d'autres malades pour l'instruction chirurgicale des élèves. Nous les faisons précéder de l'observation publiée par le professeur Corradi, dans ses « Etudes cliniques, » et où le dilatateur à grains de chapelet a été appliqué pour la première fois.

VI

OBSERVATIONS.

Observation I.

Rétrécissement. Dilatation avec le dilatateur à grains de chapelet.

« Le chevalier B..., de Ferrare, âgé de 48 ans, employé dans un des ministères, souffrait depuis huit ans d'un rétrécissement de l'urèthre dû à plusieurs blennorrhagies de longue durée.

« Quelque temps après il s'aperçut que le jet de l'urine était plus petit, devenait filiforme, et qu'enfin il avait tous les symptômes des rétrécissements uréthraux, sans en excepter l'ischurie qui le tourmentait de temps en temps.

« Le 19 mars 1868, j'ai entrepris le traitement. Pour expérimenter l'utilité de mes instruments, je commençai la première séance avec les bougies ordinaires en cire, gomme élastique, etc. Chez M. B... je me suis donc servi de ces bougies, même les plus minces, sans pouvoir réussir à en introduire aucune jusque dans la vessie. Le rétrécissement se trouvait dans la portion membraneuse de l'urèthre.

Après une demi-heure d'inutiles essais, j'ai laissé reposer le malade.

« Le 21, au matin, j'ai appliqué le dilatateur, et après avoir un peu travaillé sur le rétrécissement comme on ferait avec une lime, et après avoir serré la vis, j'ai poussé l'instrument jusque dans la vessie. Je l'ai laissé en place pendant vingt minutes, et j'ai eu la satisfaction de voir un jet d'urine presque normal. Je puis assurer que le malade affirmait n'avoir pas éprouvé plus de souffrance avec cet instrument qu'avec la bougie de cire.

« Le lendemain j'ai mis de gros grains à l'instrument et je l'ai introduit avec la plus grande facilité dans la vessie, en obtenant ainsi une dilatation égale au n° 14. Je me suis servi pendant quelques jours de grosses bougies en cire, et le malade qui ne s'est pas même absenté un seul jour de son ministère, continua lui-même cette opération.

« J'ai eu l'occasion de le voir le 26 juin, et j'ai appris avec plaisir qu'il continuait à se bien porter et qu'il introduisait tous les quinze jours une bougie n° 20 sans aucune difficulté (1). »

Observation II.

Deux rétrécissements. Uréthrotomie. Orchite. Guérison.

G. R..., de Florence, 37 ans, entre à la Clinique le 14 novembre 1874.

Ce malade a subi, pour deux rétrécissements de la portion membraneuse, un long traitement par la dilatation graduelle qui a été interrompu par plusieurs orchites.

On pratique l'uréthrotomie et on place la sonde à demeure. L'orchite reparaît et prolonge le séjour du malade.

15 février 1875, guérison; sortie.

Observation III.

Rétrécissements multiples. Dilatation impossible avec le dilatateur à grains de chapelet, opérée avec le dilatateur à archet.

C. L..., célibataire, âgé de 40 ans, portefaix, entre le 16 novembre 1874.

(1) Corradi. Etudes cliniques sur les rétrécissements de l'urèthre. Florence, 1870, p. 105.

Ce malade n'a eu qu'une seule blennorrhagie, à l'âge de 20 ans; lle a duré treize mois. Depuis onze ans il souffre de troubles dans la miction et a subi plusieurs fois le traitement de la dilatation graduelle avec des bougies; ces divers traitements n'ont pas apporté beaucoup d'avantage réel.

Le jet est très-fin, la miction difficile. On constate des rétrécissements multiples, et le plus profond, situé dans l'urèthre membraneux, n'admet pas les bougies les plus fines. Faisons remarquer à ce propos qu'il en est constamment ainsi dans les cas de rétrécissements multiples; ils sont de plus en plus étroits à mesure que l'on s'éloigne du méat, et le plus profond est toujours le plus difficile à franchir.

3 décembre. On essaie de franchir les rétrécissements avec le dilatateur à grains de chapelet; mais l'instrument ne pénètre que dans le premier rétrécissement, et encore avec la partie la plus fine du chapelet formé par les petites boules métalliques. On a alors recours au dilatateur à archet qui, en raison de son calibre plus petit, franchit tous les obstacles. On le retire ouvert et on le remplace par une sonde à demeure n° 10, filière anglaise.

Le 12, on l'enlève et on pratique chaque jour le cathétérisme avec une sonde métallique.

Le 17, on éprouve quelques difficultés à sonder le malade, et on replace la sonde à demeure pendant quelques jours pour revenir bientôt au cathétérisme intermittent.

Le 22, le malade urine facilement et sort. On lui recommande de revenir de temps en temps pour se faire sonder. Cette recommandation est faite à tous les malades, mais bien peu en tiennent compte.

Observation IV.

Rétrécissements anciens. Uréthrotomie et dilatation avec le dilatateur à grains de chapelet.

C. C..., âgé de 53 ans, se trouvant à l'hôpital depuis le 26 mars, passe à la Clinique le 17 novembre 1874.

Ce malade a des rétrécissements qui datent de plus de vingt ans, et qui se sont compliqués d'infiltration urineuse, d'abcès et de fistules périnéales maintenant fermées; il a subi sans résultat plusieurs traitements avec les bougies.

On parvient à passer la bougie conductrice et à sa suite l'uréthrotome de Maisonneuve (1). Les rétrécissements sont incisés. Une infiltration urineuse se déclare à la racine de la verge.

29 novembre. Ouverture de l'abcès et sonde à demeure.

12 décembre. On enlève la sonde, mais quelques heures après on éprouve de grandes difficultés pour la remettre. On est obligé de recourir au dilatateur à grains de chapelet. Après quoi on place une sonde à demeure du nº 10 filière anglaise; elle est laissée jusqu'à la guérison de l'abcès urineux. On continue le traitement en passant d temps en temps des sondes de gros calibre.

22 janvier 1875. Le malade sort guéri.

Observation V.

Rétrécissement compliqué. Fistule hypogastrique. Hypertrophie de la prostate. Dilatation rapide. Scarification de l'urèthre prostatique.

M. U..., âgé de 60 ans, propriétaire, entre le 20 novembre 1874.

Pendant sa jeunesse ce malade a eu des blennorrhagies répétées et de longue durée; à leur suite il a éprouvé tous les inconvénients des rétrécissements unis à ceux de l'hypertrophie de la prostate; jet fin, tombant sur les souliers; envies fréquentes d'uriner, surtout pendant la nuit; miction laborieuse; douleurs rénales, au pubis et au périnée. Aucun traitement pendant quinze ans.

Le 13 juin 1874, le malade est pris de rétention complète d'urine; toutes les tentatives que l'on fit alors furent inutiles; la vessie fut ponctionnée avec le trois-quarts courbe de frère Cosme, et une sonde élastique substituée à la canule de l'instrument.

A son entrée à la clinique le malade présente une fistule hypogastrique; on constate un rétrécissement au bulbe; hyperthrophie de la prostate; léger catarrhe vésical.

Le rétrécissement est franchi et dilaté avec le dilatateur à grains de chapelet; mais l'instrument est arrêté au commencement de la région prostatique qui est profondément altérée.

Le 1er décembre on se fraie une voie au moyen de petites incisions faites avec le scarificateur Corradi, jusqu'à la partie postérieure de la prostate. Une sonde métallique nº 7, filière anglaise, est tenue à demeure pendant vingt-quatre heures; elle est remplacée par des sondes

(1) C'est la seule opération faite avec l'uréthrotome de Maisonneuve, toutes les autres ont été exécutées avec l'uréthrotome du professeur Corradi

en gomme, glissées sur un mandrin conducteur, on porte ainsi la dilatation jusqu'au n° 12, filière anglaise; à ce point la fistule hypogastrique se ferme, et le 18 janvier 1875 le malade sort, sachant se sonder.

Observation VI.

Rétrécissements. Uréthrotomie.

R. F... de Florence, 38 ans, entre le 5 décembre 1874.

Rétrécissements très-résistants incisés le 6 au matin. Le 12 le malade sort simplement amélioré.

Observation VII.

Rétrécissements infranchissables. Dilatation avec le dilatateur à grains de chapelet. Scarification de l'urèthre.

Anatole T..., des environs de Florence, âgé de 34 ans, blanchisseur de chapeaux de paille, entre le 4 janvier 1875.

Les difficultés d'uriner remontent à quatre ans ; elles ont été peu considérables et le malade ne s'est assujetti à aucun traitement. Le jet est petit, et même le plus souvent l'urine coule goutte à goutte; la vessie ne se vide pas complètement.

On constate, au commencement de l'urethre membraneux, un premier rétrécissement qui est franchi par le dilatateur à grains de chapelet; mais aussitôt après, l'instrument est arrêté par un autre rétrécissement beaucoup plus fort, et que ne peuvent franchir tous les instruments : bougies en gomme, cathéters en plomb, etc., diversement et plusieurs fois employés.

La rétention d'urine s'aggravant chaque jour, on se décide le 5 mars à ouvrir un passage à l'instrument dilatateur, en pratiquant une uréthrotomie préliminaire sans conducteur. L'instrument employé est le scarificateur du Dr Corradi ; après une légère scarification, on passe le dilatateur à grains de chapelet, et sur le conducteur de grosses sondes. On laisse à demeure une sonde en gomme n° 11, filière anglaise.

Après la dilatation du canal, il reste une demi-atonie de la vessie et le malade quitte volontairement la Clinique le 26 mars, sans vouloir s'astreindre plus longtemps au traitement.

Observation VIII.

Rétrécissements multiples. Prostatite chronique. Abcès de la fosse iliaque. Dilatation. Scarification.

Joseph F..., facteur de la poste, d'environ 40 ans, entre le 14 janvier 1875.

A la suite d'une blennorrhagie contractée en 1866 et passée à l'état chronique, le malade a éprouvé tous les symptômes d'un rétrécissement auquel est venue s'ajouter une prostatite chronique.

Lors de son entrée il souffre de douleurs sourdes et intermittentes au périnée; l'émission de l'urine est difficile; les envies sont fréquentes, surtout la nuit; jet fin et tombant sur les souliers; urines troubles. On sent dans la fosse iliaque droite une tumeur très-dure et irrégulière qui soulève un peu la paroi du ventre.

L'urèthre membraneux est profondément altéré par des rétrécissements multiples qui sont dilatés avec le dilatateur à grains de chapelet. Après quoi, l'instrument rencontre de tels obstacles dans la déformation de l'urèthre prostatique qu'il ne peut être conduit jusque dans la vessie.

Sur ces entrefaites la fièvre s'allume, et on ne tarde pas à sentir de la fluctuation dans la tumeur de la fosse iliaque. Elle est plusieurs fois vidée au moyen de l'aspirateur de Potain; mais le pus se renouvelant facilement, on se décide à lui ouvrir une large voie. La suppuration dure plusieurs mois, et ce n'est que le 10 mai que l'on peut reprendre le traitement des rétrécissements. La région prostatique oppose toujours un obstacle invincible au passage de tout instrument; on se décide à se frayer un chemin avec le scarificateur du Dr Corradi; après quoi le dilatateur à grains de chapelet est introduit jusque dans la vessie; on le remplace par une sonde d'argent que l'on laisse à demeure pendant vingt-quatre heures. Les jours suivants on continue la dilatation avec des bougies en gomme élastique jusqu'au n° 11 de la filière anglaise.

Le 11 juin, le malade sort après avoir appris à se sonder avec un grosse sonde de gomme.

Observation IX.

Rétrécissements multiples. Dilatation avec le dilatateur à grains de chapelet infructueuse. Uréthrotomie.

P. F..., âgé de 47 ans, cultivateur, entre le 5 février 1875. Les rétrécissements n'ont pu être franchis après plusieurs tentatives. Le 11, ils le sont avec le dilatateur à grains de chapelet ; mais ils résistent à la dilatation. Le 13, uréthrotomie et sonde à demeure. Absence de fièvre.

Le 22 février, le malade sort guéri.

Observation X.

Rétrécissement élastique, compliqué d'abcès urineux et de fistule. Dilatation infructueuse avec l'uréthrotome fermé du professeur Corradi. Uréthrotomie.

L. C..., de Florence, 36 ans, entre le 17 février 1875.

Un rétrécissement datant de plusieurs années compliqué d'abcès urineux et de fistule.

Le 20 février, on pratique la dilatation rapide avec l'uréthrotome fermé, et en passant sur le conducteur des sondes de gomme élastique. Mais le rétrécissement revient rapidement au premier état.

Le 1er mars. Uréthrotomie.

Le 10. Le malade sort guéri.

Observation XI.

Rétrécissement. Uréthrotomie.

D. D..., de Florence, âgé de 38 ans, entre à la Clinique le 18 février 1875.

Le malade porte depuis longtemps un rétrécissement, situé à l'urèthre membraneux, qui n'a pas été amélioré par les traitements précédents.

Le 21. Uréthrotomie. L'opération n'est point suivie de fièvre.

Le 13 mars, le malade est pris de douleurs articulaires.

Le 27, le rétrécissement est guéri, et le malade passe dans un service de médecine pour y être soigné de ses douleurs.

Observation XII.

Rétrécissement ancien. Abcès urineux. Uréthrotomie.

S. R..., âgé de 45 ans, entre le 21 mars 1875.

Il est affecté de rétrécissements qui ont été soumis pendant longtemps à la dilatation. Lors de son entrée, un abcès urineux est en voie de formation.

Le 23 mars. Uréthrotomie et sonde à demeure.

Le 4 avril. Ouverture de l'abcès. La fièvre s'allume et persiste pendant plusieurs jours.

Le 25 avril. Le malade sort guéri.

Observation XIII.

Rétrécissements. Abcès et fistules. Uréthrotomie.

Joseph G..., âgé de 49 ans, entre le 31 mars 1875.

Ce malade est dans un très-mauvais état de santé ; il a des rétrécissements compliqués d'abcès et de fistules. Pendant longtemps il a été traité par les bougies. Il quitte l'hôpital le 15 mai, refusant de se faire opérer ; mais il rentre le 1er juin.

Le 15. Uréthrotomie.

Le 21. Le malade urine bien. Sortie.

Observation XIV.

Rétrécissement infranchissable, compliqué de fistules. Dilatation avèc le dilatateur à archet, précédée de la scarification de l'urèthre.

Joseph A..., âgé de 65 ans, journalier, entre le 22 avril 1875.

Depuis 1870 il souffre d'un rétrécissement pour lequel il a subi divers traitements avec les bougies. Un abcès, suivi de fistules périnéales, s'est déclaré il y a quatre mois, et depuis lors on n'a plus pu franchir le rétrécissement. Toutes les tentatives pratiquées à diverses reprises dans la clinique demeurent inutiles, et le 28 mai on se décide à scarifier la partie antérieure du rétrécissement, pour permettre l'introduction du dilatateur à archet. On tient ensuite à demeure une sonde d'argent n° 7, filière anglaise, pendant vingt-quatre heures ; elle est remplacée par une sonde en gomme plus grosse.

Le 10 juin, le malade passe lui-même une grosse sonde et demande à sortir, quoique les fistules soient encore ouvertes.

Observation XV.

Rétrécissement. Uréthrotomie.

Antoine F..., 43 ans. Entrée 28 avril 1875. Rétrécissement non dilatable.

4 mai. Uréthrotomie.

Le 12. Guérison. Sortie.

Observation XVI.

Rétrécissements anciens, infranchissables, compliqués d'un grand nombre de fistules. Dilatation avec le dilatateur à archet, précédée de la scarification du canal sans conducteur.

Alexandre D. P..., âgé de 60 ans, entrepreneur, entre le 9 mai 1875.

Ce malade porte des rétrécissements depuis quarante ans, dont le traitement a été commencé, interrompu, repris et définitivement abandonné. Depuis dix-huit ans il existe un grand nombre de fistules au périnée et au scrotum qui sont tout à fait déformés. On a fait à plusieurs reprises des tentatives infructueuses pour arriver jusque dans la vessie. Ces tentatives sont renouvelées à la clinique, mais sans aucun résultat. Le malade refuse l'uréthrotomie, évidemment indiquée ici.

Le 26, on se décide à se frayer un passage au moyen du scarificateur, et aussitôt après on introduit le dilatateur à archet qui est laissé ouvert pendant une heure. Il est remplacé par une sonde d'argent à demeure pendant vingt-quatre heures. On continue la dilatation avec des bougies de gomme.

12 juin. Le malade urine assez bien ; les fistules se sont améliorées ; sortie avec recommandation de passer souvent une bougie.

Observation XVII.

Rétrécissement ancien. Insuccès de la dilatation. Uréthrotomie.

César P..., 32 ans, entre le 18 mai 1875. Il a depuis longtemps, depuis quinze ans, dit-il, un rétrécissement qui a été plusieurs fois dilaté par les bougies.

Le 19, on ne peut passer la bougie de Maisonneuve. Le lendemain le dilatateur à grains de chapelet franchit le rétrécissement avec beaucoup de difficulté, et comme il faudrait employer la force pour le faire progresser, on le retire. L'instrument a néanmoins produit une dilatation suffisante pour admettre le conducteur sur lequel on pratique l'uréthrotomie.

Le 27. Le malade sort avec une amélioration sensible dans la miction.

Observation XVIII.

Rétrécissement élastique. Insuccès de la dilatation. Uréthrotomie.

M. E..., âgé de 47 ans, entre le 31 mai 1875. Ce malade porte depuis 1860 un rétrécissement, qui a subi inutilement un long traitement par les bougies; on pouvait pousser la dilatation jusqu'à introduire de grosses bougies, mais la coartaction, après avoir cédé, se reformait rapidement.

1er juin. Uréthrotomie suivie d'accès de fièvre modérée.

Le 28. Le malade sort, simplement amélioré.

Observation XIX.

Rétrécissements. Insuccès de la dilatation avec le dilatateur à grains de chapelet. Uréthrotomie.

G. Z..., âgé de 29 ans, entre le 20 juin 1875.

Le méat urinaire est si étroit qu'il ne laisse passer qu'un stylet. Plusieurs fistules au périnée. On suppose l'existence de rétrécissements multiples, comme cela arrive ordinairement, lorsqu'il en existe un au méat. Nous sommes même porté à croire que la simple étroitesse congénitale du méat est parfois suffisante pour produire des rétrécissements profonds; l'effort que l'urine, empêchée de s'écouler librement au méat, vient faire à chaque miction contre les parois, a naturellement plus de puissance sur les points physiologiquement rétrécis du canal, c'est-à-dire à l'extrémité postérieure de la fosse naviculaire, au commencement et à la fin de la portion bulbeuse, à la limite des portions membraneuse et prostatique. Le choc est même plus fort contre ces dernières parties plus voisines de la force d'impulsion, et il peut à la longue y éveiller une inflammation lente et partant y produire un rétrécissement. On comprend qu'il est difficile de prouver cliniquement la pathogénie des rétrécissements profonds par la simple étroitesse du méat, parce que les sujets vierges de blennorrhagies sont très-rares; mais il n'en est pas moins vrai que, le plus souvent à l'étroitesse prononcée du méat ou à un rétrécissement situé dans la portion libre du pénis, vient s'ajouter un rétrécissement au lieu d'élection, c'est-à-dire aux environs du bulbe.

Le méat urinaire est débridé sur une sonde cannelée. Le dilatateur à grains de chapelet arrive difficilement jusque dans la vessie ; on lui substitue le conducteur, sur lequel on pratique l'uréthrotomie,

28 juin. Le malade sort simplement amélioré.

Observation XX.

Deux rétrécissements compliqué de fistule. Uréthrotomie.

Pierre R..., domicilié à Florence, cuisinier, marié, âgé de 43 ans, ouissant d'une bonne santé générale, entre à la Clinique, le 20 novembre 1875.

En 1854, une blennorrhagie laissée sans traitement. L'urèthre garde une grande susceptibilité à sécréter du pus à chaque excès de table ou de boisson. Un peu de sang s'est mêlé quelquefois à cet écoulement purulent.

Il y a deux mois, le malade reste une journée entière sans pouvoir uriner, et après de grands efforts il rend de l'urine sanguinolente. Quelques jours après, une tumeur douloureuse se manifeste à la racine de la verge ; elle est accompagnée de fièvre avec exacerbation le soir. L'abcès fut ouvert à l'hôpital ; la fièvre cesse, mais il reste une fistule qui laisse échapper l'urine goutte à goutte. En pressant le long de l'urèthre, il sort une petite quantité de pus.

24 novembre. Uréthrotomie. Premier obstacle à l'angle de la verge ; second rétrécissement quelques millimètres après ; on laisse à demeure une sonde en gomme nº 10, filière anglaise. Un peu d'urine continue à s'échapper par la fistule ; les sondes à demeure se dérangeaient parce que le malade se levait pour uriner. Une sonde d'un plus fort calibre est fixée à un suspensoir. La fistule se ferme au bout de peu de jours.

Le malade sort guéri au commencement de décembre.

Observation XXI.

Rétrécissement. Dilatation rapide.

P. A., âgé de 43 ans, cordonnier, entre à la Clinique, le 21 novembre 1875.

Plusieurs blennorrhagies : la première, à 18 ans, dure 13 mois; la seconde en 1873, dure 8 mois, et la troisème, en 1875, est aggravée par de fréquentes libations qui produisent la rétention d'urine. On ne réussit pas à sonder le malade avec des sondes métalliques et élastiques. Pas de traitement antérieur.

Le 25 novembre on franchit le rétrécissement avec le dilatateur à grains de chapelet, sur lequel on passe les sondes dilatatrices jusqu'au n° 10 de la filière anglaise. La dilatation est continuée les jours suivants au moyen de sondes métalliques d'un gros calibre.

Le 30 novembre, sortie ; guérison,

Observation XXII.

Quatre rétrécissements compliqués d'abcès urineux. Dilatation avec le dilatateur à archet des trois premiers. Uréthrotomie du dernier.

F. J., de Milan, âgé de 55 ans, concierge, entre à la Clinique, le 21 novembre 1875.

Première blennorrhagie à 22 ans, qui a duré 4 mois. En 1862 se manifestèrent les premières difficultés d'uriner, suivies d'un abcès urineux qui est guéri.

Etat actuel : Miction difficile, jet petit, envies fréquentes ; un nouvel abcès au périnée comme un gros œuf.

Le 22 novembre, ouverture de l'abcès.

Le 24. On constate quatre rétrécissements à la fossette naviculaire, à l'angle de la verge, à la limite des portions bulbeuse et membraneuse, à l'extrémité de celle-ci. Les trois premiers sont dilatés avec le dilatateur à archet.

Le 9 décembre. Uréthrotomie du quatrième rétrécissement, suivie de fièvre et d'un nouvel abcès à la racine de la verge. Après l'ouverture de l'abcès on place une sonde à demeure. La fistule guérit, mais il se déclare une orchite.

Le 2 janvier 1876, la miction est facile ; on passe la sonde Béniquet, n° 42.

Le 5 janvier. Guérison ; sortie.

Observation XXIII.

Deux rétrécissements. Uréthrotomie.

M. A., de Florence, âgé de 43 ans, entre le 21 novembre 1875.

Une blennorrhagie à 20 ans, et depuis lors chaque excès réveille des symptômes d'uréthrite. La difficulté d'uriner arrive quelquefois jusqu'à produire la rétention. Le jet est devenu de plus en plus fin, et les symptômes du rétrécissement ont toujours marché en s'aggravant sans rémission.

En septembre, il s'est manifesté un abcès suivi d'une fistule qui existe encore.

On constate deux rétrécissements très-forts dans l'urèthre membraneux.

Le 24 novembre, uréthrotomie et sonde à demeure.

Le 10 décembre, la fistule est fermée et la miction est devenue facile.

Observation XXIV.

Deux rétrécissements. Abcès et fistule. Uréthrotomie.

C. R., de Viterbe, âgé de 39 ans, propriétaire, entre à la Clinique le 23 novembre 1875.

Antécédents. Une première blennorrhagie à 16 ans; une seconde à 19 ans, qui a duré 10 mois; une troisième en 1860, plus grave et plus tenace que les précédentes. Pendant six ans, le malade a eu des rétentions d'urine fréquentes; en 1866, il a subi un traitement par les bougies, mais la difficulté d'uriner n'a pas tardé à reparaître. Il y a deux mois, un abcès urineux a donné lieu à une fistule qui est encore ouverte.

Etat actuel : douleur en urinant, stimulus fréquent; jet fin; ténesme vésical. Deux rétrécissements au bulbe.

Le 30 novembre. Uréthrotomie et sonde à demeure. Fièvre modérée.

Le 12 décembre. Le malade quitte la Clinique avec une amélioration sensible.

Observation XXV.

Rétrécissement de l'urèthre. Dilatation rapide avec le dilatateur à grains de chapelet.

Louis B..., âgé de 49 ans, d'une constitution affaiblie, entre dans la Clinique, le 13 décembre 1875.

Le malade a eu plusieurs blennorrhagies : la première, à 24 ans, dura 5 mois; la seconde, en 1866, 3 mois; la troisième, en 1868, 5 mois.

Ce ne fut que cinq ans après la dernière blennorrhagie, en 1873, que le malade commença à éprouver de la difficulté à uriner. Le jet de l'urine devint progressivement moins rapide, plus fin, en arrosoir.

Les symptômes n'ont pas subi d'interruption et ont toujours été en augmentant. Aucun traitement n'a été fait, et le malade est entré à l'hôpital, parce qu'à la difficulté d'uriner s'est ajoutée de la douleur.

L'absence de tout traitement et le peu de temps écoulé depuis la première manifestation des symptômes font supposer que les altérations sont peu graves et que le rétrécissement, situé dans la portion membraneuse, est dilatable.

Dans la première séance, on introduit le dilatateur à grains de chapelet et à sa suite les sondes en gomme élastique, jusqu'au n° 12 ; après quoi le malade urine facilement. Il est pris le soir d'un accès de fièvre qui cesse dans la nuit. Le lendemain, l'urèthre admet une grosse sonde de Béniquet, que l'on passe tous les jours jusqu'au 20 décembre, jour de sortie du malade.

Observation XXVI.

Rétrécissement. Uréthrotomie.

C. J... de Florence, 34 ans, célibataire, entre à la Clinique, le 13 décembre 1875.

Ce malade, d'une constitution robuste et dont la santé générale est bonne, a eu trois blennorrhagies dans l'espace de six ans : la première, en 1869, a duré dix mois ; la seconde, en 1871, quinze mois, et la troisième, en août 1875, dure encore. La première fois, les phénomènes aigus ont été très-graves ; mais ce n'est qu'à la deuxième blennorrhagie que le jet de l'urine a commencé à diminuer ; il y a même eu rétention complète. Après la dernière blennorrhagie, le malade a eu un abcès urineux suivi d'une fistule qui est encore ouverte.

Les envies d'uriner sont fréquentes ; le jet est irrégulier ; la miction douloureuse ; le méat rouge, l'urèthre sensible à la palpation et entouré de tissus indurés.

Le rétrécissement, situé à la région membraneuse, est dur et résistant, et, quoiqu'il se laisse franchir par le dilatateur à grains de hapelet, on pense qu'il opposera trop de résistance à la dilatation.

19 décembre. Uréthrotomie et sonde à demeure. Celle-ci est bien tolérée, et on ne constate pas de fièvre.

2 janvier 1876. La fistule est fermée. Sortie.

Observation XXVII.

Rétrécissement. Dilatation avec le dilatateur à grains de chapelet.

F. O..., âgé de 25 ans, boulanger, entre à la Clinique, le 20 décembre 1875.

Une blennorrhagie il y a deux ans, qui, après une période d'acuité de vingt-cinq jours, a duré neuf mois à l'état chronique. Après la guérison complète de la blennorrhagie, la miction devient graduellement difficile; et, et après avoir uriné, il tombe encore quelques gouttes d'urine dans les pantalons.

22 décembre. Le rétrécissement est franchi avec le dilatateur à grains de chapelet, sur lequel on passe les sondes n°s 8, 10 et 12 de la filière anglaise. La dilatation est terminée les jours suivants au moyen de sondes métalliques de gros calibre.

Le 26. La miction est facile. Sortie.

Observation XXVIII.

Rétrécissement. Dilatation avec le dilatateur à grains de chapelet.

B. J..., âgé de 50 ans, orfèvre, entre à la Clinique, le 21 décembre 1875.

Une première blennorrhagie à 25 ans, qui a duré dix mois. Deuxième blennorrhagie il y a huit ans, d'une durée de quinze mois. Troisième blennorrhagie en 1873, d'une durée de six mois.

Depuis cinq mois le jet est petit ; les envies d'uriner fréquentes.

Le rétrécissement, situé à la limite du bulbe et de la portion membraneuse, est dilatable.

22 décembre. Passage du dilatateur et des sondes jusqu'au n° 12, filière anglaise. On continue ensuite la dilatation avec les sondes de Béniquet, n° 40 à 45.

Le 30. Le malade sort guéri.

Observation XXIX.

Rétrécissement. Dilatation rapide.

J. E..., âgé de 26 ans, cordonnier, entre à la Clinique, le 27 décembre 1875.

Le malade a pour antécédents deux blennorrhagies : la première, il y a cinq ans, et qui a duré sept mois ; la seconde, il y a un an et demi, et qui a été suivie de difficulté d'uriner.

Le jet de l'urine est fin ; les envies fréquentes ; la miction difficile et douloureuse. Le rétrécissement occupe la portion membraneuse ; il ne peut être franchi au moyen des bougies ordinaires.

3 janvier 1876. Passage du dilatateur à grains de chapelet et dilatation jusqu'au n° 12, filière anglaise. L'opération n'est pas suivie de fièvre. On continue la dilatation les jours suivants avec les sondes de Béniquet, jusqu'au n° 42.

Le 10. Sortie.

OBSERVATION XXX.

Trois rétrécissements. Abcès urineux. Dilatation des deux premiers rétrécissements. Uréthrotomie du troisième.

B. T... de Florence, âgé de 55 ans, entre à la Clinique, le 15 janvier 1876.

A 22 ans, une première blennorrhagie, dont la période aiguë a duré vingt jours, mais qui a persisté à l'état chronique pendant dix-huit mois. Aucun traitement. Les difficultés d'uriner remontent à cette première affection ; les excès amenaient de temps en temps de l'ischurie. Le malade a été souvent sondé dans cette première période de la maladie et toujours avec facilité. Depuis lors, il a souffert plusieurs blennorrhagies qui n'ont fait qu'aggraver la difficulté d'uriner ; il est venu à diverses reprises à l'hôpital, où on lui a fait subir plusieurs fois le traitement avec les bougies, mais sans de grands avantages. La maladie revenait toujours au même point quelques jours après sa sortie; et, sous l'influence des plus légères causes, l'urèthre sécrétait du muco-pus.

En décembre 1875, l'uréthrite redevient à l'état aigu, sans cause appréciable ; le malade éprouve une sensation de poids au périnée, qui ne tarde pas à se gonfler. L'abcès urineux est ouvert lors de l'entrée du malade à la Clinique.

Quelques jours après, on franchit un premier rétrécissement avec le dilatateur à grains de chapelet ; mais l'instrument est arrêté par un second rétrécissement, qui est franchi dans une deuxième séance. L'instrument est, cette fois-ci, arrêté devant un troisième rétrécissement infranchissable.

6 février. On parvient à franchir dans la soirée ce dernier rétrécissement, avec une petite sonde que l'on laisse à demeure pendant la

nuit. Le lendemain, on peut passer le conducteur de l'uréthrotome. Uréthrotomie et sonde à demeure. La fièvre se déclare le soir de l'opération et se continue les jours suivants. Le malade reste longtemps à la Clinique ; et lors des vacances la fistule n'était pas encore fermée.

Observation XXXI.

Rétrécissement avec abcès et fistule urinaire. Dilatation rapide.

C. F..., âgé de 53 ans, célibataire, marchand ambulant, entre à la Clinique, le 17 janvier 1876.

Une première blennorrhagie grave en 1857 ; forte douleur en urinant, érections très-douloureuses, hémorrhagies répétées. Quarante-cinq jours de traitement à l'hôpital. Néanmoins le malade ne ressentit après aucune difficulté d'uriner.

Deuxième blennorrhagie en 1872, avec érections douloureuses et difficulté d'uriner. Pas de traitement. La blennorrhagie passe à l'état chronique et dure jusqu'en 1875 depuis lors, il y a toujours eu de la difficulté d'uriner.

En août 1875, troisième blennorrhagie avec orchite qui est traitée à l'hôpital. Le jet de l'urine devient filiforme, en arrosoir; et les symptômes persistent sans rémission. Le rétrécissement est laissé sans traitement.

Au commencement de janvier 1876 apparaît une petite tumeur derrière le scrotum. Cet abcès urineux est immédiatement ouvert à l'entrée du malade.

Une sonde très-fine franchit le rétrécissement qui est situé au commencement de la portion membraneuse, mais n'apporte aucune amélioration.

L'absence de tout traitement et le peu de temps que durent les symptômes du rétrécissement font supposer que le rétrécissement est dilatable.

Le 3 février. Dilatation rapide avec le dilatateur à grains de chapelet sur lequel on passe les sondes dilatatrices, jusqu'au n° 12 de la filière anglaise. Le soir, le malade est pris d'un accès de fièvre qui ne se renouvelle pas. Le lendemain, on passe une sonde métallique de Béniquet, n° 45.

Le 10. La fistule est fermée ; la miction est facile. Sortie.

Observation XXXII.

Rétrécissements multiples. Plusieurs traitements par la dilatation. Uréthrotomie.

L. A..., portefaix, 31 ans, entre le 27 janvier 1876.

Le malade nie tout antécédent vénérien. Il raconte que, depuis douze ans, il ressent une vive cuisson en urinant; cette douleur commence avant que l'urine sorte du méat et s'arrête avant la fin du jet, qui est irrégulier, tantôt bifide, tantôt en arrosoir. Les envies d'uriner sont très-fréquentes, surtout pendant la nuit; une sécrétion muco-transparente et filante sort du méat. Pendant les sept premières années de la maladie, le malade a été pris six fois de rétention complète après des excès de boisson. Il a toujours été assez facilement sondé, ce qui fait supposer qu'alors il n'était affligé que d'une simple uréthrite chronique de la portion prostatique, devenant aiguë de temps en temps. Il y a cinq ans, il commença à être traité par la dilatation avec des bougies. Depuis lors, il a subi six fois ce traitement pendant des semaines et des mois, mais sans résultat, car chaque fois qu'il l'interrompait, le rétrécissement était, quelques jours après, revenu au même point qu'auparavant.

Une infiltration lente d'urine suivie d'abcès s'est déclarée il y a dix-huit mois et a laissé deux fistules, l'une en avant, l'autre en arrière du scrotum.

Etat actuel: miction difficile; envies fréquentes; fistule antérieure ouverte. Il est probable que les rétrécissements, après ces tentatives prolongées et répétées, ne sont plus susceptibles d'être dilatés.

Le 3 février, il est impossible de passer soit le dilatateur à grains de chapelet, soit le cathéter de l'uréthrotome, soit même la bougie de Maisonneuve. Ces tentatives sont suivies d'un accès de fièvre qui dure plus de vingt-quatre heures. Le malade a d'ailleurs eu la fièvre toutes les fois qu'on a essayé de franchir les rétrécissements.

A la deuxième séance, la bougie filiforme franchit le rétrécissement, mais le cathéter ne peut la suivre: il oblique à gauche pendant que la bougie se replie. On laisse en place la bougie.

Deux jours après, on essaie de nouveau de franchir les rétrécissements, en ayant soin de donner auparavant une forte dose de sulfate de quinine. Cette fois-ci, l'instrument passe, et on incise deux rétrécissements très-durs: le premier, le plus long, à la limite du bulbe avec la portion membraneuse; le second dans celle-ci. On fixe une sonde à demeure n° 12, de la filière anglaise. L'opération n'est pas suivie de fièvre, comme après les essais précédents.

Le 20 février, le malade sort guéri.

Observation XXXIII.

Rétrécissement compliqué d'hématurie. Dilatation infructueuse. Uréthrotomie. Pneumonie. Congestion rénale. Mort.

Antoine C..., âgé de 70 ans, est envoyé de la maison des pauvres à la Clinique, le 25 février 1876.

Ce malade semble jouir d'une assez bonne santé générale, malgré son âge; il est pourtant affecté d'un tremblement général. Depuis longtemps il souffre de dysurie, qui a augmenté peu à peu. Pas de blennorrhagies, dit-il, pas de traitement. Le jour avant son entrée, en faisant des efforts pour uriner, il a pissé du sang. Cette hématurie se renouvelle deux fois à la Clinique; elle est légère et sans douleur. Quelques jours de repos.

Le 4 mars, le rétrécissement est facilement franchi par le dilatateur à grains de chapelet, mais il résiste à la dilatation. On pratique immédiatement l'uréthrotomie et on place une sonde à demeure.

Le soir même, fièvre avec horripilation; délire et respiration haletante.

Le lendemain, au matin, toux, crachats muco-purulents; température 40,5. Pneumonie des deux lobes inférieurs. Sulfate de quinine. Cognac.

Le malade va de plus en plus mal. Il ne répond plus; il a des alternatives de coma et de délire, et meurt le lendemain matin 6 mars.

Autopsie vingt-huit heures après la mort.

Habitus extérieur. Trois lipomes: un à la région antérieure droite de la poitrine; un autre sur le dos à gauche; le troisième dans la région lombaire droite.

Tête. Arachnoïde d'un blanc opaque le long du parcours des vaisseaux; veines encéphaliques gorgées de sang liquide; sérum limpide dans les espaces sous-arachnoïdiens; pointillé rouge brun sur le centre ovale. Œdème.

Poitrine. Plèvres à l'état normal. Poumons volumineux; le droit recouvert d'une couche d'exsudat fibrineux. Lobes inférieurs des deux poumons engorgés et œdémateux. Muqueuse des bronches hyperémiée.

Cœur graisseux avec parois minces et dilatées. Aorte athéromateuse en plusieurs points, surtout au voisinage des valvules sigmoïdes.

Abdomen. Rate volumineuse et ramollie. Reins remplis de sang fluide et brun.

Vessie à colonnes distendue par de l'urine sanguinolente, et présentant plusieurs hernies de la muqueuse, dont une derrière la base du trigone, grosse comme une noix.

On voit dans la portion membraneuse de l'urèthre, à droite et à gauche, les deux incisions faites par l'uréthrotome ; elles sont en forme de losange et ont une longueur de 1 centimètre ; un petit abcès de forme longitudinale à côté de l'incision gauche. La muqueuse du rétrécissement est plus blanche, moins épaisse et adhérente aux tissus sous-jacents.

La pneumonie est, dans ces cas, une complication fréquente de la congestion rénale.

CONCLUSIONS.

I. Aucune méthode de traitement ne guérit radicalement les rétrécissements, qui se reproduisent presque tous, si on néglige les soins consécutifs.

II. La dilatation et l'uréthrotomie se partagent le traitement des rétrécissements suivant des indications spéciales que nous avons essayé d'esquisser. On peut dire en général que la dilatation, méthode générale, s'adresse aux rétrécissements simples, et l'uréthrotomie, méthode d'exception, aux rétrécissements compliqués.

III. Parmi les complications, l'uréthrite chronique persistante et le passage trop fréquent et trop prolongé des bougies font souvent perdre aux rétrécissements leur dilatabilité.

IV. La sémiologie des rétrécissements dilatables et non dilatables diffère assez pour qu'on puisse, dans la plupart des cas, en faire le diagnostic au point de vue du traitement.

V. Sous le masque de rétrécissements, décrits dans le second groupe, se cachent parfois de simples uréthrites profondes. Le meilleur moyen de les reconnaître consiste dans le passage d'une sonde à bout coupé, sur un conducteur introduit préalablement jusque dans la vessie.

VI. On peut substituer, avec avantage, la dilatation rapide à la dilatation lente, traitement long, exposant plus facilement aux complications, et amenant à la longue la perte de la dilatabilité ; en sorte qu'un rétrécissement, traité par cette méthode, n'est souvent plus susceptible que d'être incisé.

VII. Les procédés du Dr Corradi sont jusqu'à présent les meilleurs que l'on connaisse pour opérer la dilatation rapide des rétrécissements de l'urèthre.

TABLE DES MATIÈRES

EXPLICATION DE LA PLANCHE.

I. **Dilatateur à grains de chapelet.** — 1. *a*, *b*. Fil métallique sur lequel sont enfilés les petites perles métalliques *a*, *c* qui constituent la partie flexible de l'instrument.

c, *e* canule. *g*, partie du pavillon qui sert à tenir l'instrument. *f*, vis de pression qui fixe le fil métallique dans la vis intérieure *e*. *d*, bouton terminal

2. *h*, *i*. Stylet conducteur se vissant à l'extrémité *b* du dilatateur. *l*, *m* sonde dilatatrice.

II. **Dilatateur à archet.** — *a*, *c*, *b* fil métallique intérieur s'écartant de la portion recourbée du cathéter de *a* à *c*., *f* vis de pression fixant le fil sur la vis intérieure *e*. *d*, bouton terminal servant à tendre et détendre le fil. *g*, portion du pavillon qui sert à tenir l'instrument.

III. **Uréthrotome.** — 1. Conducteur métallique cannelé sur la concavité. *a*, petite olive qui se démonte pour permettre de visser la bougie de Maisonneuve en *c*.

2. Stylet dont l'extrémité *d* se visse à l'extrémité *b* du conducteur.

3. Lame de l'uréthrotome. *g*, *g* bords de la lame. *f*, languette qui s'introduit dans la cannelure du conducteur. *h*, *t* tige qui supporte a lame et glisse dans la cannelure du conducteur. *k*, bouton qui se visse à l'extrémité *i* de la tige.

4. Pavillon mobile. *l*, partie horizontale creusée de façon à pouvoir se mettre et s'enlever. *m*, vis de pression fixant le pavillon sur la gaine. *n*, partie verticale munie d'une vis pour fixer le pavillon sur le conducteur.

5. Gaine de la lame. *o*, *q*, gaine proprement dite. *q*, anneau par où passe la tige de la lame. *s*, partie aplatie de haut en bas de la tige de la gaine. *r*, partie aplatie sur les côtés. *p*, vis de pression fixant la tige qui supporte la lame.

6. La lame est cachée dans la gaine, le pavillon est fixé. Cette figure montre comment l'instrument doit être monté, avant de l'in troduire sur le conducteur.

7. Cette figure montre comment l'instrument agit.

IV. **Ajutage mobile.** — *a*, écrou. *b*, extrémité en hélice.

Ces instruments se trouvent chez MM. Bussadori *à Florence* et Mathieu *à Paris.*

Paris. — A. Parent, imprimeur de la Faculté de Médecine, rue M.-le-Prince, 29-31.

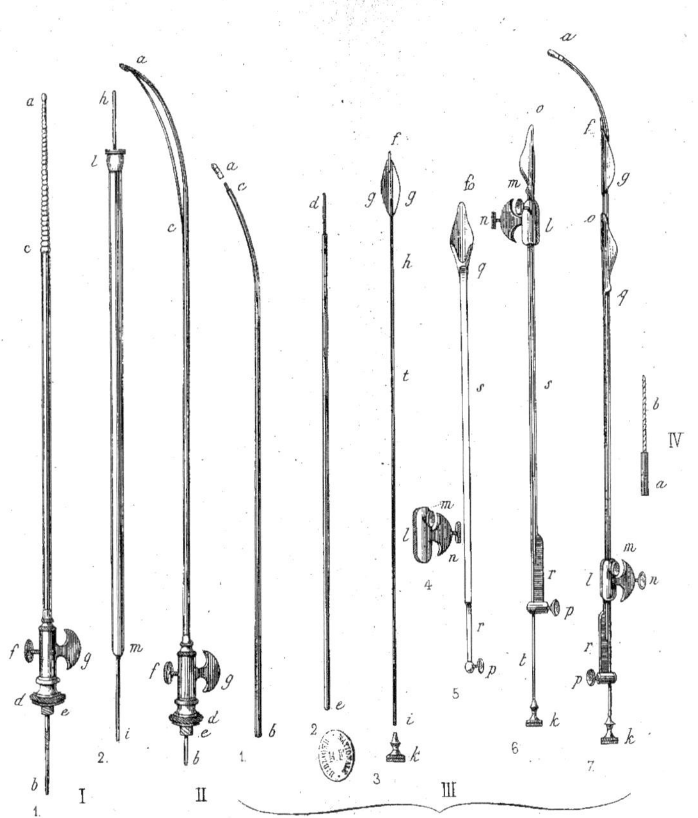

Lith. Barousse. Cour du Commerce, 12, à Paris.

Paris — Typ. A. PARENT, imprimeur de la Faculté de Médecine, r. M.-le-Prince, 29-31.

www.ingramcontent.com/pod-product-compliance
Ingram Content Group UK Ltd.
Pitfield, Milton Keynes, MK11 3LW, UK
UKHW022106170726
13837UKWH00003B/1096